Über dieses Buch

Ewers ist ein Meister des Phantastisch-Makabren, des Bizarr-Gräßlichen. In seinen Novellen kreist er um Liebe und Tod als Zentralthemen – bei ihm wird auf ungewöhnliche, entsetzliche Art geliebt und gestorben. Ewers schildert mit Fingerspitzengefühl und Einfühlungsvermögen die Nachtseiten menschlicher Psyche. Er schildert Charaktere, die Grauen erwecken, die schaudern lassen und in ihrer Abseitigkeit dennoch faszinieren.

Zu Anfang dieses Jahrhunderts machte Hanns Heinz Ewers vor allem mit seiner »Alraune« Furore. Doch nicht weniger interessant, ja vielleicht teilweise noch bemerkenswerter sind seine Erzählungen. Eine Anzahl enthält dieser Band.

Der Autor

Für Kenner dieses Genres gibt es im 20. Jahrhundert nur drei bedeutende phantastische deutsche Erzähler: Hanns Heinz Ewers, Karl Hans Strobl und Gustav Meyrink (im Fischer Taschenbuch Verlag: ›Der violette Tod‹ Bd. 1709 und ›Das Wildschwein Veronika‹ Bd. 1796). Man braucht nicht zu verhehlen, daß Ewers bald den Nationalsozialisten sehr nahestand. Doch sollten Kolportagehaftes und Effekthascherei seiner späteren Werke nicht den Blick auf seine früheren bedeutenden Erzählungen und Romane verstellen, die aus echter physischer und metaphysischer Leidenschaft entstanden. Bekannt wurde Ewers, 1871 in Düsseldorf geboren, nicht nur durch die Massenauflagen seiner Bücher, sondern auch als Herausgeber der von ihm begründeten ›Galerie der Phantasten‹ im Georg Müller Verlag.

Im Gruselkabinett des Fischer Taschenbuch Verlages sind außerdem erschienen: ›Russische Gespenstergeschichten‹ (Bd. 426), ›Französische Gespenstergeschichten‹ (Bd. 596), ›Englische Gespenstergeschichten‹ (Bd. 666), ›Ungeheuer‹ (Bd. 1417), ›Spuk‹ (Bd. 1447), ›Blutige Küsse‹ (Bd. 1485), ›Stunde der Vampire‹ (Bd. 1527), ›Chinesische Gespenstergeschichten‹ (Bd. 1653), ›Schottische Gespenstergeschichten‹ (Bd. 1673), ›Die Schrecken der Meere‹ (Bd. 1732).

Hanns Heinz Ewers

Geschichten des Grauens

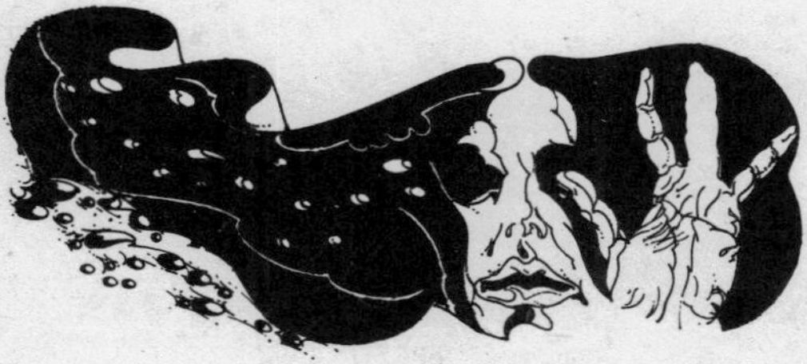

Fischer
Taschenbuch
Verlag

Die vorliegenden Erzählungen wurden, in leicht gekürzter Form, den Bänden ›Die Besessenen‹ (1909), ›Nachtmahr‹ (1922) und ›Der Zauberlehrling‹ (1910), entnommen, alle erschienen im Georg Müller Verlag, München.

Fischer Taschenbuch Verlag
November 1976

Umschlagentwurf: Endrikat + Wenn

Fischer Taschenbuch Verlag GmbH, Frankfurt am Main
Lizenzausgabe mit freundlicher Genehmigung der
F. A. Herbig Verlagsbuchhandlung, München/Berlin

Satz: IBV Lichtsatz KG, Berlin
Druck und Bindung: Hanseatische Druckanstalt GmbH, Hamburg
Printed in Germany
1789-480-ISBN-3-436-02371-x

Inhalt

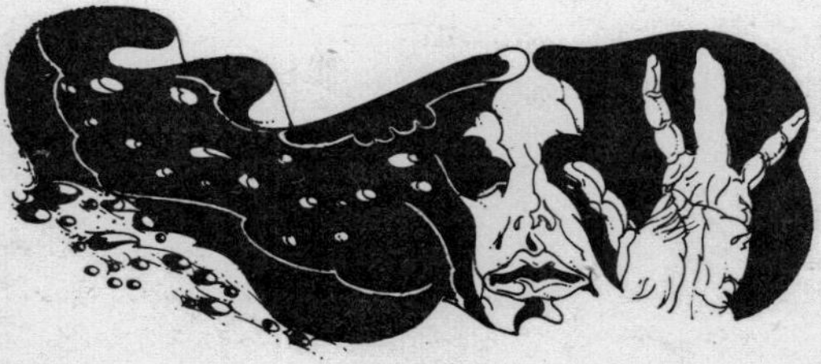

Der schlimmste Verrat

Man nannte ihn: Stephe. Das kam, weil sein Vorgänger so hieß; da hatte der alte Totengräber, viel zu faul, sich an einen andern Namen zu gewöhnen, dem neuen Gehilfen gesagt: »Ich nenn' dich Stephe.«
In Ägypten geschah das. Nicht am Nil – im Staate Illinois. Im südlichen Teil: der heißt »Ägypten«, weil ein wildes Gemisch schlechter Rassen dort durcheinander wohnt. Schlechter, niederer Rassen – oder doch was der Amerikaner so ansieht: Kroaten, Slowaken, Ungarn, Tschechen, Walachen, Slowenen, Russen, Griechen, Italiener und Ukrainer. Aber der Yankee kennt diese Namen nicht; er hört nur, daß sie alle nicht englisch sprechen, sondern irgendein wirres Durcheinander – das ist wie in Babel nach dem Turmbau. Und Babel, ja, das war in Ägypten, nicht wahr? Oder doch irgendwo daherum in der Nähe. Darum nennt er das weite Land Ägypten.
Der Amerikaner ist der Herr. Ihm gehört das Land, ihm alle die Bergwerke und Hütten und Zechen. Die »Ägypter« sind seine Sklaven. Die Negersklaven im Süden sind frei seit einem halben Jahrhundert – sie brauchen nicht mehr zu arbeiten; die Weißen aber, die Europa ausspie, die müssen arbeiten. Und wenn sie nicht wollen, wenn sie streiken, dann läßt der Herr Maschinengewehre auffahren. Schießt ein paar Dutzend tot, sperrt andere ins Zuchthaus – im Namen der Freiheit. In Ägypten und überall im Land.
Freilich, einige der Ägypter sind klug. Sie scharren ein wenig Geld zusammen, dann mehr und noch mehr. Werden schließlich selbst Amerikaner und Herrn. Freigelassene: nicht sozial gleichberechtigt, o nein – aber doch wirtschaftlich. Und die sind die schlimmsten; die verstehn es am besten, auch den letzten Saft aus den Sklaven herauszupressen.

Der Name der kleinen Stadt, vor der Stephe wohnte, klang gar nicht ägyptisch. Auch nicht englisch, auch nicht indianisch.

Klang deutsch: Andernach. Hier hatten einmal pfälzische und rheinische Bauern gesessen vor langen Jahren – kein Mensch wußte mehr, wann das gewesen war. Aber sie waren längst fortgezogen, eine Familie um die andere, als die Industrie kam und mit ihr die Ägypter. Und nur ganz wenige der alten Siedler waren zurückgeblieben, zwei, drei deutsche Namen: die waren auch längst Amerikaner geworden. Reiche Herrn.
Dennoch: die Stadt sah anders aus, als alle andern ringsum. Keine Holzbaracken, keine Wellblechhütten. Richtige Ziegelsteinhäuser, mit Reben bewachsen; Gärten drumherum, Apfelbäume, Birnbäume, Kirschbäume. Die niederen Rassen begriffen recht gut den Unterschied; zerstörten nichts; bauten hinzu, Häuser und Gärten; fühlten sich ein wenig als Menschen in Andernach – viel, viel mehr, als irgendwo sonst im Ägypterland.
Draußen, vor der Stadt, lag der Friedhof. Der war noch deutscher als die Stadt. Große Eichen standen da und manche Trauerweiden. Fast in der Mitte, einen kleinen Hügel hinauf, lagen die deutschen Gräber, und man las die Namen: Schmitz, Schulze und Huber. Sehr einfach alle Steine, aber gut gepflegt, so daß der Efeu, der allen Boden deckte, sie nirgends überwucherte. Eigentlich gehörte der Friedhof niemandem, keiner Glaubensgemeinschaft und keinem der Stämme der Ägypter. Die benutzten ihn alle – und bezahlten dafür an den alten Totengräber: der war der Herr. Zweimal im Jahr zahlte ihm die Bank der Stadt einen Scheck aus, aus Chicago überwiesen, oder war es aus San Francisco? Als die Deutschen wegzogen, verkauften sie, einer um den andern, Haus und Garten – aber den Friedhof nicht. Den konnte keiner verkaufen – und so erwarb ihn auch niemand. Aber einer aus Andernach, irgendein Schmitz oder Huber oder Schulze, der längst gestorben war, hatte ein gutes Vermächtnis gemacht: dessen Zinsen erhielt für seine Arbeit der alte Totengräber. So war er der Platzhalter von Toten, die für sich selber zahlten, war der Herr in seinem Land – und als solchen betrachteten ihn die Ägypter. Er verkaufte ihnen Grabstätten, nahm viel oder wenig, wie er grade wollte, schrieb Kreuze und Steine und Säulen nach seinem Geschmack und aus seiner Werkstatt vor.
Ein Böhme war er, Pawlaczek hieß er. War früh hinüber gekommen, hatte hier noch gehaust mit den Deutschen und war nun lange schon der Älteste in der Stadt. Sein Tschechisch hatte

er vergessen durch vierzig lange Jahre, dann mühsam wiedergefunden, als die Ägypter kamen. Und sein Deutsch und Englisch warf er in einen Topf und machte einen fettigen Brei daraus. Er hatte eine Werkstatt für Grabsteine und darin fünf italienische Steinmetzen. Hatte sechs Gärtner und ebensoviel Totengräber.
Einer davon war Stephe.
Stephe war kein Ägypter. Stephe war Amerikaner. Er hieß eigentlich Howard Jay Hammond, stammte aus Petersham, Mass.; zählte dreiundvierzig Jahre, als ihm dies geschah.

Der, der es niederschrieb, bruchstückweise, wie er es herausholte von Stephe, der es zum Teil selbst miterlebte, war Jan Olieslagers aus Limburg. Holländischer Nationalität also – doch ein Vlame. Und, in Kultur und Erziehung, deutsch. In deutschem Interesse hatte er während des Krieges gearbeitet, galt dann, als die Vereinigten Staaten auch losschlugen, als sehr verdächtig. Rechts und links wurden die Deutschen im Lande verhaftet und ins Gefängnis geworfen, viele davon seine guten Freunde. Jan Olieslagers sehnte sich wenig nach dem Zuchthaus – hielt es für angebracht, eine Zeitlang von Neuyork zu verschwinden.
So kam er nach Andernach ins Ägypterland. Große Farbwerke waren bei der Stadt, dort stellte sich Olieslagers vor. Er verstand nur herzlich wenig von Chemie – aber er verstand es gut, den Anschein zu erwecken, als ob er etwas verstehe. Er kannte, sehr oberflächlich nur, den leitenden Direktor von Neuyork her; der wußte, daß er »Doctor« angeredet wurde und irgendwas mit der deutschen Sache zu tun hatte. So glaubte er einen sehr guten Fang zu tun: einen großen deutschen Chemiker, der manches Geheimnis kannte. Dafür konnte man schon eine Weile die Hand über ihn halten – was lag an dem einen Deutschen? Hier in Andernach konnte er gewiß kein Unheil anrichten. Freilich, seinen Vorteil nutzte er aus, zahlte dem neuen Chemiker nur knapp das, was zum Leben eben notwendig war, wies ihm ein kleines Zimmer in der Fabrik an.
Jan Olieslagers lungerte im Laboratorium herum, rührte nicht eine Hand. Endlich zur Rede gestellt, erklärte er, daß er nicht daran denken würde, unter jemandem zu arbeiten. Er müsse seine eigenen Räume haben – und niemand dürfe ihm hineinpfuschen. Und so groß war, hier wie überall im Lande, die

Hochachtung vor deutscher Wissenschaft, daß man seinen Wünschen nachkam, alles tat, um baldmöglichst große Erfolge durch ihn zu erzielen.
Ein gutes Gedächtnis hatte der Vlame. Schnappte schnell Worte auf, griff ein paar schöne Phrasen; las sich bald aus den Büchern der Fabriksbibliothek eine buntlappige Gelehrsamkeit zusammen. Dann sandte er Bestellungen aus – aus aller Welt mußte dieses und jenes besorgt werden. So zog er die Wochen hin und die Monate.
Er verkehrte mit niemandem. Nur zum Abend ging er aus, sich die Beine zu strecken – kam dann gewöhnlich zum Friedhof. Dort hatte er Stephe kennengelernt.
Aus dem, was Jan Olieslagers niederschrieb, ist diese Geschichte gemacht.

Jan Olieslagers saß mit Stephe manchen Abend auf der Steinbank unter dem alten Lindenbaum. Stephe hatte ein Geheimnis – das ärgerte den Vlamen. Er fühlte es: es war ein Besonderes; so wollte er's gerne wissen. Aber Stephe sagte überhaupt nicht viel; durch Stunden saßen die zwei, ohne ein Wort zu sprechen. Olieslagers konnte nicht recht heran an den Kerl. Er suchte, suchte und fand nirgends eine Tür. Stephe trank nicht, rauchte nicht, kaute nicht und mit Weibern hatte er schon gar nichts. – Was kann man machen mit so einem?
Was Jan Olieslagers hinzog zu Stephe, hätte er in diesen Monaten schwer sagen können. Es war nichts Auffallendes an ihm. Wenn er jemals einen Paß gebraucht hätte, hätte man hineingeschrieben: Haar – braun. Stirne, Nase, Kinn, Ohren – gewöhnlich. Doch war er hübsch – etwas war da, das ihn hübsch machte.
Eines war gewiß: etwas gab es, das diesen Menschen unablässig beschäftigte. Das war immer da, stärker manchmal und oft nur ganz schwach – aber es verließ ihn nie. Oder nur dann, wenn es, in seltenen Intervallen, Jan Olieslagers gelang, Stephes Gedanken auf etwas anderes zu lenken. So, wenn Stephe, abgebrochen, ohne Zusammenhang, seinem schwachen Gedächtnis kleinste Brocken aus seinem früheren Leben sich entreißen ließ.
Ja, aus Massachusetts stammte er; von methodistischen Eltern. Hatte nicht viel gelernt, kam früh weg, trieb sich überall im Lande herum. War alles gewesen, was man so sein kann, ohne

etwas zu können. Liftjunge, Geschirrwäscher, Zettelverteiler, Heizer auf einem Dampfer der großen Seen, Kuhjunge in Arizona, Platzanweiser in Kinos. Er hatte in allen möglichen Fabriken gearbeitet und in ebensovielen Farmen, von Vancouver bis San Augustin und von Los Angeles bis Halifax. Nirgends hatte er es lange ausgehalten; war dazwischen immer wieder herumgezogen als Streikbrecher und als Landstreicher. Jetzt aber, seit über zwei Jahren schon, hatte er seinen Beruf entdeckt: dieser Job in Andernach gefiel ihm gut, hier würde er bleiben sein Leben lang.

Wie Stephe das sagte, flackerten kleine Flämmchen in seinen Augen, und über die Lippen kroch mühsam ein Lächeln. Dann saß er wieder und sann und sprach kein Wort.

Olieslagers begriff: hier war es. War das schwere, siebenmal vergitterte Tor – und dahinter kauerte das seltsame Tier.

Dann kam die Musterung. Alle Männer mußten sich melden zum Militär, von achtzehn bis zu fünfundvierzig Jahren.

Stephe wurde unruhig – und diese Unruhe steigerte sich mit jedem Tag. »Warum willst du nicht Soldat werden?« fragte Olieslagers. Stephe schüttelte den Kopf, sehr entschlossen. »Nein«, brummte er, »nein.«

Und ein andermal sagte er: »Das ist es – ich will nicht weg von hier.«

Sonntag morgens klopfte er an die Tür des Laboratoriums, schloß sie sorgfältig, überzeugte sich, daß der Vlame allein war. Dann kam er heraus mit seinem Anliegen. Am Mittwoch müsse er sich stellen. Da möge der Doktor ihm was geben, daß er krank erscheine. Untauglich. Er wolle nicht fort von hier. Könne nicht.

Jan Olieslagers überlegte nicht lange, sagte ihm zu im Augenblick. Nur eine Bedingung stellte er: zum Entgelt müsse Stephe ihm sagen, was denn eigentlich ihn hier festhalte?

Stephe schielte zu ihm hinauf; mißtrauisch genug. »Nein«, sagte er endlich. Und ging. Am nächsten Tag suchte ihn Olieslagers auf dem Friedhof auf. Diesmal sprach er lange auf ihn ein, versuchte ihn zu überreden mit allen Künsten. Aber Stephe wollte nicht.

»Schau!« rief der Vlame. »Du hast ein Geheimnis. Ich bin neugierig, ich will es wissen. Also sag mir's. Das kostet nichts. Und am Mittwoch ist kein Mensch zum Soldaten untauglicher als du.« Stephe schüttelte ruhig den Kopf. Stand auf von der Bank.

Aber am anderen Morgen war er sehr früh im Laboratorium. Er zog Scheine aus der Tasche, zweihundertdreißig Dollars, erspartes Geld. Der Vlame wies ihm die Tür.

Dann, zum Abend, kam der wieder auf den Friedhof. Er traf Stephe nicht auf der gewohnten Bank, so wartete er eine Zeitlang, ging dann, ihn zu suchen. Fand ihn endlich, auf einem frischen Grab sitzend, vor sich hin brütend. Er rief ihn an: »Komm, Stephe.«

Stephe rührte sich nicht. Da ging der Vlame nahe heran, schlug ihn auf die Schulter. »Steh auf! Komm! Ich will dir geben, was du haben willst!«

Langsam erhob sich der Totengräber. »Gleich?« fragte er. »Morgen ist Ziehung.«

Der Vlame nickte. »Wächst Digitalis irgendwo?« – Stephe verstand ihn nicht. – »Fingerhut, meine ich.« Stephe führte ihn, brach die Blüten auf das Geheiß des Vlamen.

»Wo wohnst du?« fragte Jan Olieslagers.

Stephe ging voraus. Sie kamen, mitten im Totengarten, an das kleine steinerne Beinhaus. Stephe zog einen großen Schlüssel aus der Tasche, schloß auf.

Sie traten ein. In einer Ecke standen ein paar Spaten, Hacken und Schaufeln, hinten lagen leere Säcke. Sonst war nichts in dem Raum. –

»Hier wohnst du?« fragte der Vlame.

Stephe schloß eine zweite Tür auf, die in ein kleines Zimmer führte. »Hier«, nickte er.

Ein Feldbett, ein kleiner Tisch, ein paar Stühle, ein Waschbekken auf einem. Ein alter Koffer, ein zerbrochener Kleiderständer, ein kleiner Eisenofen. Nichts hing an den Wänden.

»Hast du Spiritus?« fragte Olieslagers. »So koch dir einen Tee von dem Zeug. Trink ihn, ehe du zu Bett gehst.« Er erklärte ihm genau, wie er es machen solle, auch wie er sich benehmen müsse bei der ärztlichen Untersuchung.

Stephe wiederholte alles, laut und mehrmals. Dann sperrte er den Koffer auf, nahm sein Geld, bot es ihm nochmals.

Der Vlame schüttelte den Kopf. »Laß nur, Stephe. Ich tu's für dich, weil ich dein Freund bin!«

Ging hinaus.

Draußen lief ihm Stephe nach. Seine Hand hielt ein kleines Ko-

rallenhalsband. – »Wollen Sie das, Herr?« Jan Olieslagers betrachtete es. »Wo hast du's her?« lachte er. »Von einer Braut?«
Stephe nickte.
»Und wo ist sie?« fragte der Vlame.
»Tot«, sagte Stephe.
Olieslagers gab es ihm zurück. »Neapolitanerin«, murmelte er, »eine aus Ägypterland.« Aber er fragte nicht weiter. »Behalt's, Stephe, als Andenken! – Ich will nichts, ich sagte dir's ja! Nicht einmal dein Geheimnis – wenn du's nicht von selber sagst. Vergiß nicht, was du tun mußt – und viel Glück auf morgen. Komm zu mir ins Laboratorium und erzähl mir.«
Dann ging er fort mit langen Schritten.
Spät genug kam Stephe zu ihm hinauf. Er war bleich und zitterte, aber ein zufriedenes Grinsen lag über seinem Gesicht. »Frei!« rief er.
Der Vlame beglückwünschte ihn. »Setz dich, mein Junge! Und nun wollen wir das Gift möglichst schnell wieder herausbekommen aus dem Leib – oder doch unschädlich machen!« Er hatte keine Ahnung, ob das nötig sei, oder was er zu diesem Zwecke tun solle. Aber er dachte sich: Alkohol kann gewiß nichts schaden. Und vielleicht auch wird's ihn gesprächig machen.
So mischte er Whisky. Stephe trank, schluckte ein Glas nach dem andern wie Medizin. Aber er sprach kein Wort. Der Vlame war enttäuscht genug, doch ließ er sich's nicht merken. Er redete ihm zu, wie einer kranken Kuh, schenkte ihm immer von neuem ein; zwang ihn, erstaunliche Mengen hinunterzugießen. Stephe trank.
Als er ging, bedankte er sich. Seine Zunge lallte und sein Leib torkelte, die Beine versagten den Dienst. Aber nur sein Leib war betrunken; was er sagte, war ganz vernünftig. Olieslagers hörte ihn auf der Treppe hinfallen, kam ihm nach und richtete ihn auf. Dann faßte er ihn fest um den Leib und schleppte ihn mühsam nach Hause.
Als sie am Friedhofstor waren, riß sich Stephe zusammen. »Danke, Herr«, sagte er.

Nie las Stephe ein Buch, nie eine Zeitung. Alles was außerhalb des Friedhofs zuging, war ihm vollständig gleichgültig. Er wußte: irgendwo in der Welt war Krieg. Wer Krieg führte und

warum und wozu, das interessierte ihn nicht.
Doch hatte er von nun an für alles, was seinen Freund anging, ein gewisses Interesse, das schließlich so weit ging, daß er sogar Fragen stellte. Was er in der Stadt treibe? Warum er hier sei? Ob er viel Geld verdiene?
Olieslagers gab ihm Bescheid. Klar, einfach, so daß Stephe es bald begriff. Sicher fühlte er, daß der ihn nie verraten würde.
Aber es war bei dem Vlamen nicht etwa ein Wunsch, sich auszusprechen. Es war etwas anderes. Stephe war besessen von einem Gedanken – und jeden Tag mehr kitzelte es Jan Olieslagers, den herauszufinden. Es war, als ob er selbst von dieser Sucht besessen sei. Er fühlte, daß ihm sein Fragen nichts helfen würde, so hütete er sich wohl, diese verrückte Lust zu zeigen, die dennoch das einzige war, das ihn tagtäglich zum Friedhof trieb. Nie stellte er eine Frage, nie machte er eine leiseste Anspielung. Als aber der Totengräber ihn fragte, gab er ihm genaue Antwort, gab sich ihm ganz in die Hand. »Sieh, Stephe«, sagte er, »das ist mein Geheimnis. Ich sag dir's, weil du mein Freund bist und weil ich dir traue.«
Stephe nickte. Er begriff recht gut: wenn man einen Freund hat, muß man ihm vertrauen. Aber er sagte dennoch nicht ein Wort.

Dann kam der Tag, wo es aus war mit der Herrlichkeit im Laboratorium. Der Direktor hatte den Vlamen rufen lassen und ihm gesagt, daß er nun endlich Resultate sehen müsse. Nichts sei bisher geschehen, rein gar nichts! Er stellte ihm das glatte Ultimatum: entweder müsse er in der nächsten Woche beweisen, daß er arbeiten wolle – daß er das könne, daran zweifelte der Direktor auch jetzt keinen Augenblick. Oder aber: er werde ihn verhaften lassen. Er habe sich genau erkundigt in Neuyork, wisse gut, was er getrieben habe in den letzten Jahren.
Also, er möge sich entscheiden. Und er möge bedenken, daß die Fabrik noch eine neue Anzeige gegen ihn machen würde: daß er nämlich sich hier eingeschmuggelt habe, um chemisch-militärische Geheimnisse herauszubekommen. Das sei schon nötig – irgendwie müsse man ja seinen Aufenthalt erklären.
Jan Olieslagers, eigentlich nur verwundert, daß sich diese Unterredung nicht schon vor Monaten abspielte, blieb sehr gelassen.
»Sie haben recht, Herr!« sagte er. »Und da ich nur wählen

kann zwischen dem Zuchthaus und der Möglichkeit, Ihnen etwas Positives zu leisten, so müßte ich ein Narr sein, wenn ich das Zuchthaus vorziehn würde. Nur: eine Woche ist zu wenig. Ich benötige vier Wochen.«

»Ich gebe Ihnen zwei Wochen, Herr, und nicht einen Tag länger«, sagte der Direktor. »Guten Morgen!«

Noch vierzehn Tage also – der Vlame war ganz zufrieden damit. Nur Zeit – und jeder Tag war ein Gewinn. Er schloß sich ein in sein Laboratorium. Rauchte. Las.

Am Abend war er auf dem Friedhof. Er erzählte Stephe alles, Wort für Wort, wie es sich zugetragen hatte.

»Ich muß fort!« schloß er.

»Wenn ich nur eine Ahnung hätte, wie und wohin!«

Er überlegte laut; Stephe nickte zuweilen oder schüttelte den Kopf. Warf auch wohl ein Wort ein oder stellte eine Frage.

»Kanada?« schlug er vor.

Olieslagers lachte. »Ist auch im Kriege. Auf derselben Seite, wie die Staaten – die beiden sind eins heute. Und die mexikanische Grenze ist so besetzt, daß kein Hund durchkommt! Nein, ich muß schon im Lande bleiben, irgendwo unterkriechen in einer großen Stadt. Wenn ich nur nicht so gottverdammt bekannt wäre! Hunderttausend bezahlte Geheimagenten arbeiten im ganzen Lande – und ein paar Millionen freiwillige Spione helfen ihnen – mich suchen sie schon seit fast einem Jahr.«

Die beiden fanden nichts. Als der Vlame ging, preßte ihm Stephe – zum ersten Male – die Hand.

Am andern Abend wartete Stephe auf ihn auf der Bank. »Ich hab's durchgedacht, Herr,« sagte er. »Sie müssen nicht weg. Sie müssen hier bleiben!«

Der Vlame sah ihn erstaunt an. »Hier? Wo hier?«

Stephe fuhr mit dem Arme im Kreis herum. »Hier!« wiederholte er. »Drei Gehilfen sind eingezogen worden. Der Alte nimmt Sie sofort; wird froh sein, eine Hilfe zu bekommen.«

»Als was?« fragte Olieslagers. »Als – Totengräber?«

Stephe nickte.

Der Vlame lächelte. Das schien so dumm nicht. Totengräber? Nun, dazu waren wenigstens keinerlei Spezialkenntnisse notwendig, wie zum Chemiker!

Und im Augenblicke sah er die Art, wie er den Sprung machen konnte.

Zwölf Tage Zeit – bah, das war übergenug!

Sie sprachen lange an diesem Abend. Ließen keinen kleinsten Umstand außer acht. Und nur über einen Punkt stritten sie hin und her: das war, wer die neuen Kleider bezahlen sollte, die Stephe kaufen sollte. Der Vlame wollte es nicht zugeben, aber Stephe setzte seinen Willen durch: er würde sie zahlen mit seinem eigenen Gelde. Würde sie dem Freunde schenken.

Früh am Morgen machte der große Chemiker Dr. Jan Olieslagers eine kleine Explosion in seinem Laboratorium, die wenig Schaden anrichtete, aber recht laut knallte. Die Leute liefen zusammen und schlugen an die verschlossene Tür; auch der Direktor war mit ihnen. Als die Türe endlich geöffnet wurde, fanden sie den Vlamen mit völlig verbundenem Kopfe; nur Nase, Augen und Stirne schauten heraus.
»Was ist geschehen?« fragte der Direktor.
Olieslagers hielt die Tür in der Hand. »Kommen Sie herein«, antwortete er. »Aber keiner außer Ihnen!« Er drängte die andern zurück und verschloß die Tür. »Was geschehn ist? Was in jedem Laboratorium jeden Tag geschehn kann! Verbrannt hab' ich mich!«
»Ich werde den Arzt schicken«, rief der Amerikaner.
»Sie werden den Teufel schicken!« entgegnete ihm der Vlame. »Glauben Sie, ich habe jetzt Zeit, mich mit Ärzten abzugeben? – Zwölf Tage habe ich noch – zwölf Tage – und ich bin fertig dann, verlassen Sie sich drauf! Alles andere geht Sie nichts an – ob ich mir die Schnauze verbrenne, kann Ihnen verdammt gleichgültig sein!«
»Gut, Herr, gut!« lachte der Direktor. »Ganz, wie Sie wollen! – Brauchen Sie Hilfskräfte?«
»Keine Katze soll mir reinkommen!« schrie der andere. »Das fehlte mir noch gerade!« – Dann besann er sich. »Eins wäre mir lieb, Herr! Ich gehe nun zwölf Tage lang nicht hinaus aus diesen Räumen, geben Sie Anweisung, daß mir Essen, Trinken und was ich wünsche, hierhergebracht wird. Und daß alle meine Anordnungen gleich befolgt werden – vor allen andern.«
Der Direktor nickte. »Soll geschehn, Herr!« – Er ging zur Türe, wandte sich noch einmal zurück. »Wenn Sie das fertig bringen, – es soll Ihr Schade nicht sein, Herr!«
Jan Olieslagers schloß sorgfältig hinter ihm. »Aber wenn du's nicht herauspressen kannst – sperrst du mich ins Zuchthaus, was?«

Er verhängte die Fenster sorgfältig, dann nahm er das Tuch vom Gesicht.
Zwölf Tage lang saß Jan Olieslagers in seinem Zimmer, aß, trank, rauchte und las. Er hatte nicht viele Wünsche; aber der Direktor schickte ihm Whisky, Wein, Zigaretten und allerhand Delikatessen. Der Verband lag ihm stets dicht zur Seite und er legte ihn sorgfältig um, jedesmal, ehe er die Tür öffnete.
Nichts rührte er an, von all dem Zeug, das herumlag auf dem Tisch. Nur einen kleinen Spiegel hatte er hinübergenommen vom Schlafzimmer. Den griff er auf, alle paar Stunden, beobachtete sorgfältig, wie die Bartstoppeln ihm auf dem Kinn, den Lippen, den Wangen sprossen. Mit Genugtuung stellte er fest, daß sie viel dunkler waren als das blonde Haupthaar und viel schneller wuchsen, als er geahnt hatte.
Am Freitag nachmittag schickte er dem Direktor einen kurzen Brief. »Kommen Sie morgen zwölf Uhr zu mir ins Laboratorium.«
Der Direktor kam – und fand nichts. Jan Olieslagers war fort mit ein paar Sachen. Die Anzeige wurde sofort erstattet, und man suchte sehr scharf nach dem Vlamen, überall in den achtundvierzig Staaten.
Überall – nur nicht auf dem kleinen Friedhof von Andernach.

Jan Olieslagers war in der Nacht übersiedelt kurz vor Sonnenaufgang. Stephe erwartete ihn, half ihm sofort beim Umkleiden. Ein paar plumpe Soldatenschuhe, dicke Hosen, blauer Sweater, Jacke, Mütze und Overall lagen bereit.
Sie verbrachten ein paar Stunden damit, das alles ein wenig angeschmutzt, gebraucht erscheinen zu lassen. Sowie der alte Totengräber aus seinem Hause kam, ging Jan Olieslagers auf ihn zu, bot ihm seine Dienste an.
»Wo kommst du her?« fragte der Alte. »Wer hat dich hergeschickt?« – Aber er erwartete keine Antwort, fuhr schnell fort: »Sprichst du deutsch?«
»Ja!« sagte der Vlame.
Der Alte rieb sich die Runzelhände. »Dacht ich mir's doch! Willst unterkriechen, was, für die Kriegszeit? – Mir soll's recht sein! – Zwanzig die Woche – ich nenn' dich Mike.« – Dann rief er durch die Büsche: »Stephe! Stephe!«
Der kam und der Alte sagte: »Da ist ein Neuer. Heißt Mike, wie der frühere. – Du kannst ihn gleich mitnehmen zur Arbeit.«

Stephe grinste: »Ja, Herr!«
Aber noch einmal hielt sie der Alte zurück. »Wo wohnst du, Mike?«
Der Vlame sagte: »Weiß nicht. Kann ich nicht das Zimmer des andern Mike haben?«
»Eben angekommen?« brummt der Alte. »Frühzug? – Das ist gescheit – und gleich hier hin?! Nein, das Zimmer von Mike kannst du nicht haben – der wohnte in der Stadt bei seiner Frau! – Mußt heute abend herumsuchen, wirst schon was finden.«
Der neue Mike fragte: »Ist nicht hier draußen irgendein leerer Raum?«
Aber der Alte schüttelte den Kopf. »Nein. Gar nichts. Alle wohnen in der Stadt. Nur Stephe wohnt hier.«
Da sprang Stephe ein: »Er kann bei mir wohnen.«
So zog Jan Olieslagers zu Stephe, in den kleinen Raum bei dem Beinhause, mitten auf dem Friedhofe von Andernach im Ägypterland.
Etwas wohnlicher richtete er den Raum ein. Schickte Stephe in die Stadt, ließ ein Feldbett kaufen und ein paar andere Dinge. Auch zog er Drähte, verband sie mit denen im Beinhause, daß er eine kleine Lampe andrehn konnte. So konnte er lesen im Bett.
Stephe zeigte gut, daß er sein Freund war. Er war stets eine halbe Stunde früher auf, besorgte Wasser, reinigte Kleider und Schuhe. Er machte alle die kleinen Besorgungen in der Stadt.
Da sie zusammen arbeiteten, so schaffte Stephe für zwei, erleichterte, wo es nur ging, dem Freunde die ungewohnte Arbeit. In diesen Wochen beobachtete Jan Olieslagers nichts besonderes an Stephe.
Dann, eines Abends, bemerkte Jan Olieslagers eine gewisse Unruhe an Stephe. An diesem Nachmittag hatte er Freizeit; war, zum ersten Male, ein wenig herausgelaufen, durch die Straßen der Stadt geschlendert. Sein Bart war stark geworden inzwischen; er brauchte nicht mehr zu fürchten, erkannt zu werden. Als er zurückkam, saß Stephe auf seinem Bett, redete vor sich hin. Vor ihm stand, entkorkt, eine volle Whiskyflasche.
»Du trinkst, Stephe?« fragte er.
»Nein, Mike,« stotterte Stephe. Er nannte ihn nun zuweilen Mike, wie die andern taten. Dann, nach einer Weile, fuhr er fort: »Für Sie, Herr!«

Er stand schwerfällig auf, völlig unfähig, seine Aufregung zu unterdrücken.
Olieslagers dachte: trinken soll ich. Er will mich trunken machen. Er lächelte. »Komm, Freund, laß uns trinken.«
Sie setzten sich, mischten die Gläser, tranken. Stephe nippte kaum, es schmeckte ihm gar nicht. Aber Olieslagers tat dem Freunde den Gefallen, trank tüchtig drauf los. Er plauderte, erst von der Stadt, was er dort gesehen hatte. Sprach dann von allerhand, erzählte von Neuyork und manchen Städten. Stephe gab sich große Mühe, zuzuhören, ließ es dann gehn; das, was ihn beschäftigte, gab ihn nicht einen Augenblick frei. Langsam fühlte der Vlame eine leichte Trunkenheit, übertrieb die nach Herzenslust. Er lachte, sang, stand auf und torkelte. Endlich tat er sehr müde, warf sich aufs Bett. Er ließ sich ein Buch reichen, erklärte noch lesen zu wollen; auch mußte ihm Stephe noch ein volles Glas neben das Bett stellen. Das leerte er gemächlich, las dazu, während Stephe sich langsam auszog. Olieslagers fühlte, wie er ihn beobachtete, nicht einen Blick von ihm ließ. Endlich ließ er sein Buch fallen, schloß die Augen, gähnte, seufzte, drehte sich herum.
Spielte Opossum; tat als ob er schliefe.
Stephe setzte sich zu ihm ans Bett. Nahm seine Hand, hob sie, ließ sie wieder fallen. Blies ihn leicht auf die Augenlider. Dann, überzeugt, daß sein Freund nun sehr fest schlafe, drehte er die Lampe aus.
Langsam öffnete Olieslagers die Augen. Aber er sah nichts – es war finster im Raume.
Doch hörte er gut, wie Stephe, Stück um Stück, sich wieder anzog. Hosen erst, dann Stiefel – leise, ganz leise – Sweater und Jacke.
Nun ging Stephe durch den Raum, öffnete die Tür, zog den Schlüssel ab. Ging hinaus und schloß zu von der andern Seite. Seine Schritte hallten, wie er durch das Beinhaus schritt – und hinaus von dort auf den Friedhof.
Dann war alles still.
Der Vlame überlegte. Sollte er ihm nachgehn? Die Tür war verschlossen, aber er hätte durchs Fenster steigen können. Doch bis er sich angezogen hätte, würde Stephe längst hinaus sein aus dem Kirchhofe. Und dann: das war klar, daß Stephe sich schützen wollte vor jeder Beobachtung. Darum hatte er den Whisky angeschafft, darum –

Und er brauchte Stephe – der war sein Schutz nun. Mußte sein Freund bleiben, nicht sein Feind werden. Wenn er ganz sicher wäre, daß Stephe nichts merken würde –
Aber der würde es merken. War argwöhnisch ohnehin und dazu nüchtern, während er selbst doch angetrunken genug war, um nicht sicher zu sein, Lärm zu vermeiden.
Nein, es war schon besser, er bliebe ruhig liegen.
Dann hörte er wieder Schritte draußen, lauschte scharf auf. Die Türe zum Beinhause öffnete sich, schloß sich wieder. Etwas geschah da drinnen.
Ein Gehen. Ein Schlurfen. Und wieder nichts. Ein Sprechen, halblaut, er konnte nicht verstehn, was es war. Still wieder.
Das ging so durch Stunden. Ab und zu ein Geräusch, das er nicht enträtseln konnte. Und dann ein Sprechen. Er glaubte, daß es Stephes Stimme war, aber vielleicht war das nur, weil er den dort vermutete. Er konnte auch nicht feststellen, wieviel Menschen es waren. Die Worte, die sein Ohr griff, waren abgerissen, manchmal mußte er eine halbe Stunde auf eines warten. Und verstehn konnte er nicht ein einziges.
Endlich wieder das Tappen schwerer Schritte, ein Öffnen der Türe zum Friedhofe – diesmal blieb sie offen. Und, verhallend, die Schritte da draußen –
Jan Olieslagers hatte aufrecht gesessen im Bett, sehr angespannt gearbeitet mit dem einen Sinne. Als er nichts hörte, nichts, gar nichts mehr, seufzte er auf. Atmete schwer, wie befreit. Starrte ins Dunkel, minutenlang. Ließ sich dann zurückfallen. Schlief ein.

Stephe stand vor ihm, als er aufwachte. Er hatte die Decke ein wenig zurückgezogen, berührte unendlich vorsichtig seinen Arm.
»Aufstehn, Herr!« bat er. »Es ist höchste Zeit.«
Er reichte ihm die Kleider, stellte ihm Wasser hin zum Waschen. Jan Olieslagers betrachtete ihn beim Ankleiden: Stephe sah rein aus und frisch gewaschen. Als sie hinausgingen zur Arbeit, warf er einen raschen Blick über das Beinhaus – es sah genauso aus, wie am Abend vorher. Die alten Säcke hinten in der Ecke und vorne ihre Hacken und Spaten, die sie stets dort hinstellten und morgens wieder mit hinaus nahmen.
Nichts sprach von Stephes nächtlichem Erlebnis. Doch – ein paar Blütenzweige lagen da herum.

Sie hatten an diesem Morgen stramm zu arbeiten, drei neue Gräber mußten ausgeworfen werden. Während der Spaten einsetzte, die lehmigen Klöße auswarf aus der Grube, Stich um Stich sich tiefer hineinfraß in die Erde, dachte Jan Olieslagers nach. Suchte sein Gedächtnis durch, von dem Augenblicke an, in dem er nach Hause gekommen war gestern abend. Aber wie er suchte – er fand kaum etwas Greifbares. Stephe wollte ihn trunken machen, das war völlig klar, wollte das zu dem einzigen Zweck, daß er recht fest schlafen sollte und nichts merken von dem, was vorging nebenan in der Nacht.

Aber was ging dort vor? Stephe ging fort – und kam zurück nach geraumer Zeit. Mit jemandem? Mit einem? Mit zweien? Er hatte Schritte gehört – aber er hätte nicht sagen können, wieviel Menschen es waren. Er hatte sprechen gehört – aber nur ein paar unverständliche Laute in langen Pausen – und nur ein einziges Mal hatte er Stephes Stimme genau erkannt. Immerhin: Stephe hatte Besuch. Denn ob es schon richtig war, daß Stephe oft genug vor sich hinredete, mutterseelenallein – so war es doch ebenso gewiß, daß dies stets nur ein leisestes Flüstern war, vielmehr nur eine Bewegung der Lippen zur Unterstützung schwerfälligen Denkens.

Stephe hatte Besuch, das stand fest, und einen Besuch dazu, den er durchaus verheimlichen wollte. Das war auch der Grund, der ihn festhielt auf diesem Gräberpark im Ägypterland – dieser nächtliche Besuch im Beinhaus!

Wie das klang – ›dieser nächtliche Besuch im Beinhause!‹ Jan Olieslagers lächelte – wenn man dicht daneben wohnte, war nichts Grauliches daran. Die Leichen wurden stets in der kleinen Kapelle aufgebahrt, am anderen Ende des Friedhofes. Nur in sehr seltenen Fällen, bei Unglücksfällen, Selbstmorden oder Verbrechen wurde das Beinhaus benutzt. Solange er nun hier war, hatte es nur ein einziges Mal die Leiche eines alten Mannes beherbergt – und das auch nur auf zwei Stunden an einem Nachmittage. Das Beinhaus war also im Grunde nichts anderes als ein leerer Raum, der gelegentlich benutzt werden konnte zu – Aber welcher leere Raum hätte das nicht können?

Jan Olieslagers überdachte alles, was er wußte von Stephe. Nie hatte er ihn je mit einem Fremden sprechen sehn. Freilich blickte er auf jede Frau und jedes Mädchen, lächelte dabei still vor sich hin – aber er redete nie mit einer und kannte keine. Er sprach gelegentlich mit dem alten Totengräber und mit den

andern Gehilfen, aber auch da nur das Allernotwendigste, das, was eben nötig war zur Arbeit. Nur mit ihm allein hatte er hier und da über andere Dinge geredet.
Dennoch, das stand fest: er war nicht Stephes einziger Freund. Stephe hatte noch andere. Seltene, geheimnisvolle.
Und stärker als je faßte den Vlamen die heiße Sucht: er mußte es finden. Mußte ergründen, was dieses Hirn ausfüllte, das neben ihm grub.

In dieser Woche sprach er wenig mit Stephe. Der Gedanke ließ ihn nicht, krallte sich fest, gab ihn nicht mehr frei. Tagsüber lief er herum wie ein Schlaftrunkener, nachts lag er schlaflos in seinem Bett, immer besessen von der quälenden Idee: ich muß es finden. Und diese Qual wurde stärker mit jeder Stunde; das Geheimnis des andern fraß ätzend in seinem Schädel.
Stephe merkte es wohl. Starrte ihn an, ängstlich, minutenlang.
Einmal, mitten in der Arbeit, stieß er den Spaten in die Erde. Fragte plötzlich: »Was quält Sie, Herr?«
Da sagte Jan Olieslagers: »Was soll ich lügen? Es ist dasselbe, das dich quält, Stephe!«
Stephe antwortete nicht. Stand da, unbeweglich. Endlich rang sich ein Stöhnen aus seiner Brust.
Aber kein Wort. Kein kleinstes Wort.
Am Abend, während Stephe das Essen bereitete, hob der Vlame seinen Handkoffer auf das Bett. Er schloß auf, suchte herum, nahm seinen Rasierapparat heraus. Er öffnete das Kästchen, schraubte den Apparat ineinander, spielte damit. Ein hübsches Ding, vergoldet, hell blinkend –
Dann besann er sich: was wollte er nur damit? Er mußte nachdenken, ehe es ihm einfiel – ach ja, für Stephe!
»Stephe!« rief er. »Komm her!« – Er schob ihm das Ding in die Hand. »Da nimm, das wird dir Freude machen. Ich brauch es jetzt nicht. Du aber rasierst dich jeden Tag und dein Messer ist schlecht und sehr schartig.«
»Nein, nein!« stammelte Stephe.
Olieslagers bestand darauf. »Doch, du mußt es nehmen. Gabst du mir nicht alles, was ich am Leibe trage? Bin ich denn nicht dein Freund?«
Stephe dankte nicht. Sie aßen schweigend, gingen schweigend zu Bett. Aber am andern Morgen sah der Vlame vom Bett aus,

wie Stephe sein Kästchen öffnete, wie er eine neue Klinge nahm, sich sehr wohlgefällig rasierte. Jedes einzelne Teilchen reinigte er sorgfältig.
»Gib meinen Koffer her!« sagte Jan Olieslagers. Dann nahm er die Puderbüchse und die Seifenschachtel heraus. »Hier, Stephe, das vergaß ich. Es gehört dazu.«
– Sie mußten fest zugreifen in diesen Tagen; noch ein Gehilfe war zu den Soldaten gekommen und es schienen mehr Leute zu sterben als sonst. Sie mußten früh hinaus, die offenen Gräber zuwerfen, dann neue Löcher schaufeln und die Särge hinablassen bei kurzen Totenfeiern. Sehr spät wurden sie fertig. Sie merkten sich die Namen derer, die sie begraben hatten den Tag über; wiederholten sie beim Abendessen, wie ein Zeichen für die tüchtige Arbeit, die man geschafft hatte. Dann vergaß man sie wieder.
»Orlando Sgambi, 58 Jahre; Jan Srba, 22 Jahre; Ferencz Kovacz, 60 Jahre –« sagte Jan Olieslagers.
Stephe nickte: »Anka Savicz, 19 Jahre; Alessandro Venturini, 78 Jahre, Ossip Si –«
»Ja, ja!« brummte Stephe und goß den Tee auf. »Elf heute, elf.«
Der Vlame fühlte die Arbeit in allen Knochen. Er hatte wenig geschlafen in dieser letzten Woche, nun war er müde zum Umfallen.
»Wollen wir noch ein wenig auf unserer Bank sitzen?« fragte Stephe.
»Nein!« antwortete er. »Ich will zu Bett.«
»Gut!« sagte Stephe. »Ich auch.«
Sie zogen sich aus. Olieslagers sah Stephe noch herumarbeiten, die Kleider bürsten, die Stiefel reinigen. Dann legte auch er sich nieder; der Vlame hörte seine stillen Atemzüge, schließlich, wie stets, ein leises Flüstern im Schlaf.
Und er schlief selbst ein, sehr fest.
Mitten in der Nacht wurde er wach. Er hörte etwas – lauschte auf, rieb sich mühsam den Schlaf aus den Augen. Etwas sprach. Er hörte hin zu Stephes Bett – nein, es kam nicht daher. Nichts wieder – dann, plötzlich, zwei, drei abgerissene Worte. Nebenan, aus dem Beinhause. Und es war Stephes Stimme, die sprach. Er riß die Decken fort, warf die Beine heraus, saß auf der Bettkante. Nun Schritte daneben, ein Schlurfen und Schleifen. Und noch einmal ein helles Wort von Stephe –

Was sagte der nur?
Dann ging die Tür des Beinhauses – er hörte draußen die Schritte. Im Nu war er auf, lief ans Fenster, riß es auf. Da sah er, durch die Sommernacht, Stephe schreiten. Der trug ein Schweres in seinen Armen, eingehüllt in weiße Laken – ah, eine Frau!
Und Jan Olieslagers begriff, im Zehntel der Sekunde –
»Anka Savicz«, murmelte er, »19 Jahre. Anka Savicz –«
Er preßte das Fensterkreuz mit beiden Händen, festgebannt. Er fühlte die Kühle der Nacht auf dem bettwarmen Leibe, schauerte, klapperte mit den Zähnen. Lauschte hinaus.
Endlich wieder – Stephes Schritte. Er wandte sich halb um, aber Stephe kam noch nicht – die Schritte gingen herum um das Beinhaus. Dann ein Heben und Knirschen – der Schwengel der alten Pumpe. Und das Wasser, das hell in den Eimer sprang.
Ein Reiben und Bürsten. Wasserplätschern.
Und wieder Schritte. Nun öffnete sich die Türe des Beinhauses – nun schloß sie sich. Drei Schritte – und die Tür ging auf.
Er sah Stephe nicht, erkannte nichts in der Dunkelheit.
»Anka Savicz –« flüsterte er. »Wo ist sie?«
Aus der Finsternis sprach es: »Zu Hause«.
Er verstand es gut. Zu Hause – bei sich – im Sarg – und im Grabe –
Er antwortete nicht. Er ging zu Bett, grub den Kopf in die Kissen, zog die Decke hoch. Seine Schläfen trommelten und seine Lippen zuckten. Dann biß er die Zähne zusammen. Schlafen, dachte er, schlafen, schlafen!

Stephe begriff, daß er nun sprechen müsse. Doch geschah das nicht, weder am nächsten noch am übernächsten Tage; dennoch schien es dem Vlamen, als ob er nur warte, ja, darum bitte, gefragt zu werden. Aber er fragte ihn nicht. Er schenkte ihm ein paar seidene Halsbinden, einen Ledergürtel, ein schönes Messer, allerhand Kleinigkeiten, die Stephes Augen strahlen machten. Er saß mit ihm auf der Bank, am Abend nach der Arbeit, erzählte ihm lange Geschichten – es war, als ob sein Freund, verschlossen durch so viele Jahre, nun langsam lerne, zuzuhören. Und endlich – selbst zu sprechen.
Dann, als Stephe zu erzählen begann, war es schwer und unendlich mühsam. Was Jan Olieslagers später auf wenigen Seiten niederschrieb, war das Ergebnis langer Wochen. Stephe

mangelte völlig jedes Empfinden für Zusammenhänge – und die einfachsten Zwischenfragen, die ihm der Vlame stellte, verwirrten ihn oft so, daß er nicht imstande war, den Faden wieder aufzunehmen. Obwohl sich das Phänomen seines Seelenlebens ganz folgerichtig entwickelt hatte – begriff doch Stephe von dieser ganzen Entwicklung kein bißchen.

Er stand da nicht etwa vor einem merkwürdigen Rätsel: das allein schien ihm ganz natürlich und als das allein Verständliche und Richtige. Aber er hatte kein leisestes Gefühl für Ursache und Wirkung, vermochte oft kaum das, was wirklich geschehn war und was er nur in seinem Hirn erlebt hatte, auseinanderzuhalten. Dazu kam, daß manche ganz nebensächlichen Vorgänge sich in seinem Gedächtnis festgesetzt hatten, während andere höchst wichtige Geschehnisse ihm so völlig entschwunden waren, daß es gänzlich hoffnungslos erschien, sie ihm wieder zurückzurufen. Weder seines Vaters noch seiner Mutter Namen konnte sich Stephe erinnern, wohl aber des Namens eines der Lehrer seiner Schule – der dabei ihm selbst niemals Unterricht gegeben hatte. Einer Beschäftigung als Geschirrwäscher in einem Hotel in St. Louis – eine Stellung, in der er nicht drei Tage blieb, während welcher Zeit auch nicht das allergeringste Außergewöhnliche vorfiel – erinnerte er sich ganz ausgezeichnet, konnte genau beschreiben, wie der Raum aussah, in dem er beschäftigt war, wer mit ihm arbeitete, ja, er konnte die Marke auf den Tellern aufzeichnen – obwohl das nun vor elf Jahren geschehn war.

Dagegen konnte er nicht zwei Sätze erzählen über sein Leben als Kuhjunge in Arizona, obwohl er dort es fast ein Jahr ausgehalten hatte, und das erst kurz, ehe er seinen Beruf als Totengräber fand.

Über das, was Stephe ihm erzählte, machte sich Jan Olieslagers allabendlich Notizen und allnächtlich ordnete und sichtete er das wachsende Material. Es schien ihm, als ob er an einer uralten Handschrift arbeitete, die in einem seltsamen Code geschrieben war, dessen Schlüssel kein Mensch kannte. Buchstabe auf Buchstabe mußte er mühsam erraten – fand dann ein Wort – und endlich einen Satz –

Es ist wahr, daß dem Vlamen diese Arbeit eine große Freude machte – wie einem Forscher, dem es gelang, in tropischem Urwalde eine seltsame grauenvolle Blume zu finden. Eine, deren Name nur wenige wissen – und die nur selten in Jahrhunderten einmal einer gesehen hatte. *Νεκροφιχη* hieß seine Blume. Der Staatsanwalt hätte von Verbrechen gesprochen, der Mediziner von Wahnsinn. Für Jan Olieslagers war es weder das eine noch das andere. Der Gedanke, die Taten Stephes moralisch oder gar ästhetisch zu werten, kam ihm gar nicht. Er begriff, daß, um sie zu verstehn, es nur eine Möglichkeit gab: die, mit Stephes Hirn zu denken und mit seiner Psyche zu fühlen. Und das versuchte er.

So ist das, was der Vlame niederschrieb – ob es auch lückenhaft ist, ob es auch manche Fehler enthalten mag – dennoch viel mehr aus der Seele Stephes entwachsen, als aus der Jan Olieslagers.

Howard Jay Hammond aus Petersham, Mass., wußte wenig von Frauen. In der Zeit, als er noch als Heizer auf dem Michigansee fuhr, hatte er einmal mit Kameraden ein Bordell besucht. Jahre später, als er auf einer Kohlenmine in Kansas arbeitete, war er wieder in Beziehung zu einer Frau getreten. Er wohnte damals in dem einzigen Zimmer eines verheirateten Kameraden; der war richtiger Bergmann und hatte stets Nachtschicht tief in der Grube. Hammond aber arbeitete über Tage und tagsüber. Und es machte sich so, wie selbstverständlich, daß die Frau zur Nacht zu ihm ins Bett fand, wie zu ihrem Mann am Morgen. Sie war keineswegs jung oder schön – ganz und gar nicht.

Noch ein- oder zweimal in seinem Leben hatte er, auf ganz kurze Zeit, eine Frau gekannt.

Aber nie war ein Gefühl des Genusses, der Freude, der Liebe in ihm wach geworden.

Das atmete erst und lebte – als aus Howard Jay Hammond der Totengräber Stephe wurde.

– Eines Morgens – und die zarte Frühlingssonne küßte die jungen Blätter – stand Stephe in der Grube, in die er eben einen Sarg hinabgelassen hatte. Sonst hörte er nie zu, was der Geistliche sagte – an diesem Morgen lauschte er aufmerksam. Es schien ihm, als ob der Mann eine besondere Botschaft habe – gerade für ihn. Der Pastor sprach, was man so spricht am offenen Grabe. Aber dann kam das, was für Stephe bestimmt war.

Oh, des Kummers der Eltern, und des untröstlichen Witwers! Oh, der beiden kleinen, zurückgebliebenen Waisen! Oh, diese

Blüte der Frauenschaft, von rauhem Sturmwinde gebrochen in jungen Jahren! Der fromme Mann überschlug die Stimme, wischte die Lippen, schluchzte sehr rührend und malte den Schmerz der Verwandten und Freunde und der ganzen Gemeinde. Gab ein Bild dieser jungen Frau, schilderte die Tugenden ihrer Seele: Wohltätigkeit und Frömmigkeit, Kindesliebe, Gattenliebe, Mutterliebe. Pries in glühenden Farben die Güte und die Schönheit und den seltenen Liebreiz der Verblichenen –
Das war es.
(Jan Olieslagers schrieb nieder: ›Ob diesem Seelenhirten wohl jemals die Erkenntnis dämmern wird, daß er der große Galeotto war? Er, der infamste Kuppler aller Zeiten?‹)
– Diese Phrase haftete in Stephes Hirn: ›Die Güte und die Schönheit und der seltene Liebreiz der Verblichenen.‹ – Er sollte das Grab zuwerfen an diesem Abende. Er stand in der Grube, hob die Kränze und Blumen hinaus, die einstweilen auf dem Sarge lagen. Und bemerkte, daß ein, zwei Schrauben am Sarge lose waren.
Das kam öfter vor. Er nahm mechanisch seinen Schraubenzieher aus der Tasche, sie fester anzuziehn. Aber er setzte sein Instrument an andere Schrauben, schraubte nicht fest, sondern los. Er tat das nicht – etwas in ihm tat es. Er schraubte alle Schrauben los und hob den Deckel vom Sarge.
Dann starrte er auf die Tote.
Wie sie ausschaute? Das hatte Stephe längst vergessen, vermutlich schon in der nächsten Viertelstunde. In seinem Gedächtnis lebten nur die banalen Worte des Geistlichen, und nur mit denen vermochte er dem Freunde sie zu beschreiben: ›Die Güte und die Schönheit und der seltene Liebreiz der Verblichenen.‹
Stephe starrte auf die tote Frau. Eine Locke war ihr über das Gesicht gefallen, die strich er zurück. (Die Farbe? – O nein, die Farbe wußte er nicht.) Aber seine harten Finger berührten diese bleiche Wangen. Fuhren auf und nieder über das Gesicht. Eine Hand erst, dann beide.
Dann schloß er den Sarg. Schraubte alle Schrauben fest zu. Stieg hinaus aus dem Grabe, warf es zu.
Das war Stephes erstes zartes Abenteuer in dem Garten der Liebe.
Bis dahin war es Stephe völlig gleichgültig gewesen, wer begra-

ben wurde. Etwas Totes lag da in dem Sarge und das mußte man zuschaufeln.

Nun aber lauschte er auf die Worte, die man am Grabe sprach. Oder auch, oft genug, nicht am Grabe, sondern in der kleinen Kapelle am Nordende des Friedhofes. Viele Feierlichkeiten fanden dort statt; dann blieben die aufgebahrten Särge oft über Nacht stehn, um erst am Morgen von den nächsten Angehörigen beerdigt zu werden.

Und manchmal waren es junge Frauen und Mädchen –

Er war der einzige Gehilfe, der auf dem Friedhof hauste; es war seine Pflicht, jeden Abend vor dem Schlafengehn noch einen letzten Rundgang zu machen. Auch: in die Kapelle zu sehn.

Er ging in die Kapelle. Er trat nahe heran an den Sarg, schaute die toten Frauen an. Er schob die Blumen zurecht, glättete irgendeine Falte des Hemdes.

Und langsam, unendlich langsam, in langen Nächten, lernte er, wie ein halbwüchsiger Knabe, die Zärtlichkeiten der Liebe.

Lernte von stillen Lehrerinnen. Stillen, sanften, sehr gütigen.

Aus dem rauhen Tappen seiner harten Hände wurde ein zartes Streicheln; von seinen Lippen kamen, unbewußt, zärtliche Laute. Manchmal gar ein Wort.

Er berührte liebkosend diese bleichen Wangen, die Stirne, auch die Hände.

Aber nie hob er die Augenlider.

Ganz von selbst kam das alles. Nie nahm er sich vor, dies zu tun oder jenes: er tat es – und es kam ihm erst zum Bewußtsein, wenn es geschehen war.

Seine Hand streichelte den Hals und den Nacken. Seine Finger schoben zitternd das Leilach zurück, tasteten furchtsam über die quellenden Brüste –

Dann, einmal, bog sich sein Kopf herab. Und sein Mund küßte –

Er wußte nicht, was das war, was er zum ersten Male küßte. Die Schulter vielleicht – oder die Wange – oder –

Das wußte er nicht. Es war ein sehr Großes in seinem Leben – aber er wußte nicht, was es war.

Stephe schnitt Blumen im Friedhofe und brachte sie zur Nacht den Geliebten. Er schob die andern zur Seite und gab ihnen *seine* Blumen in die Hand –

Einmal, als sie noch lebten, gehörten diese Frauen andern Menschen. Eltern, Gatten, Verlobten. Jetzt aber niemandem mehr. Nur: ihm.
Stephe hatte ein sehr starkes Gefühl hierfür: sie kamen zu ihm, gehörten ihm, ihm allein auf der Welt.
Doch war das nicht herrschsüchtig, nicht tyrannisch. Es waren nicht Geschöpfe, denen seine Laune befahl – waren seltene Wesen, denen er diente.
Und die – dennoch – sein waren. Ihm gehörten, ihm ganz allein.

Die erste, die ihn zur Brautnacht lud, war eine junge, schwarze. Das wußte er, daß sie schwarzes Haar hatte – aber ihren Namen hatte er vergessen. Sie lag nicht in der Kapelle in ihrem Sarge. Lag schon in der offenen Grube.
Stephe ging zu ihr in der Nacht. Machte den Deckel los – und es war eine sehr mühselige Arbeit, weil es ein billiger schlechter Sarg war und weil neben den Schrauben schlechte Nägel verwendet waren, die sich krümmten.
Die Schwarzlockige lag da. Er gab ihr seine Blumen. Er streichelte sie und bedeckte sie mit zarten Küssen. Er sprach leise zu ihr.
Da bat sie ihn: »Nimm mich mit!«
»Wie bat sie dich?« hatte Jan Olieslagers gefragt. Und Stephe sagte:
»Sie bat.«
»So bewegten sich ihre Lippen?«
Stephe schüttelte den Kopf.
»Dann bat sie mit den Augen?«
Aber nein, nein – er hatte nie einer die Augenlider geöffnet, niemals.
»Wie denn bat sie dich, Stephe? Wie denn?«
Aber es kam keine andere Antwort. »Sie bat mich – sie bat.«
Sie bat ihn – – da hob er sie auf. Trug sie durch die stillen Wege des Friedhofes, hinein in das Beinhaus. Legte sie nieder auf die alten Säcke –
Das war ihr Hochzeitsbett.
Aber viele Narzissen streute er darüber.
Tote Frauen lieben die Blumen –
Sie war die erste, diese Schwarze. Dann kam eine, die hieß Carmelina Gaspari – das war die, die ihm die Korallenkette gab.

»Sie gab sie dir?«
Stephe nickte.
»Wie denn? Wie gab sie dir die Kette?«
Das wußte er nicht. Hilflos suchten seine Blicke umher. »Sie – gab – sie – mir –«
Und eine Blonde kam. Und eine mit roten Haaren. Eine, die Milewa hieß, eine –
Sie brauchten nicht mehr zu bitten; Stephe wußte nun. Er ging hinaus in der Nacht, zu einem Grabe oder zur Kapelle. Nahm seine Beute, trug sie hinüber ins Beinhaus. Hielt sie für diese eine Nacht.
Nie vergaß er, Blumen zu streuen. Und das war seltsam: sie sagten ihm, welche Blumen sie wollten. Rosen wollte die eine, aber nur sehr rote. Und die andere: Lilien, hochstämmige, schneeweiße, die hinter des alten Pawlaczek Hause wuchsen. Jasmin verlangte eine, und wieder eine große Glocken von Wysterien, die rankten über der Steinmetzwerkstatt. Tiefblaue Iris von den alten Gräbern der Deutschen, Lindenblüten von dem Baume über ihrer Bank, Goldregen, der neben dem Tore wuchs –
Aber nie, nie wollte eine Tuberosen.
Sie ›sagten‹ es ihm – wie sie ihn ›baten‹, wie sie ihm ›gaben‹. Sie sprachen die Sprache der Toten – und Stephe verstand.

Stephe war ein Kind, als er nach Andernach kam ins Ägypterland.
Eine Frau machte einen Knaben aus ihm – die lebte fort in seinem Herzen – mit ihrer ›Güte und Schönheit, mit dem seltenen Liebreiz der Verblichenen‹. Da sah er zum erstenmal mit staunenden Augen.
Und ein Jüngling wuchs aus dem Knaben in den stillen Nächten in der Kapelle. Er lernte der Toten Träume.
Nun war Stephe ein Mann – nun wußte er. Wußte sicher und stark.
Da draußen – da mochte es anders sein. Das verstand er nicht. Das ging ihn nichts an, mochte es sein wie es wolle. Seine Welt war hier – auf dem Friedhof von Andernach.
Und diese Welt war nur für ihn geschaffen und gehörte nur ihm allein. Unbedingt und ohne Widerspruch.
Er, Stephe, war ihr einziger Herr.
Dann aber erschloß sich ihm ein neues Geheimnis.

Er suchte nie, grübelte nie, wie das sein Freund tat, der Vlame. Wie die Blumen des Gräberparkes rings um ihn, so erschlossen sich ihm alle Rätsel. Die offene Rose lächelte ihn an, zu irgendeiner Stunde, eines guten Tages.
Nie schien ihm etwas seltsam und wunderbar. Es war alles so einfach, so offenbar. Nur Blüten brachen auf: das war alles.

Und der Vlame dachte:
Manche gibt's: deren Liebe ist so stark, daß sie hinauswächst über das Leben, mitten hinein in das Reich des Todes. So stark, daß sie, für eine kleine Weile, die Toten wieder zurückruft ins Leben. Viele Dichter haben das besungen. Helge, der Hundingtöter, mußte zurück aus dem Totenland, zurück in den Hügel, in dem ihn Sigrun erwartete. Mußte, mußte, gezogen von ihrer großen Liebe. Einen Toten herzte die Gattin für eine Nacht.
Und die Mutter im »Totenhemdchen« fiel ihm ein, die ihr totes Söhnchen zurückrief Nacht um Nacht – grade wie Sigrun den Gatten. Lenore, die ums Morgengrauen aus wilden Träumen emporfuhr und den toten Wilhelm zurücksehnte ins Leben. Poes Schattengestalten Ligeia und Morella, die – seltsam! – nur andere Namen waren für seine »Lost-Lenore«.
Jan Olieslagers brauchte die Sage nicht und die Dichtung. Er hatte oft genug gehört von solchen Fällen und kannte wenigstens einen selbst recht gut. Den seiner Base. Die war jung, kaum achtzehn, als ihr Mann, ein hübscher Leutnant, starb, beim Rennen verunglückte. Sie war als Witwe sehr still und ruhig, machte kein großes Getue, lebte so ihr Leben hin. Nur, an jedem zwanzigsten des Monats, wenn der Abend fiel, schloß sie sich ein in dem kleinen indischen Zimmer ihres Elternhauses. Das war der Tag und war der Raum, da sie einst sich verlobt hatte. Und dann, wenn die Dämmerung sank, kam der Geliebte. Ihre Liebe zog ihn hervor aus dem Totenreiche, machte ihn lebend für eine kurze Stunde. Wenige nur wußten darum: ihre Eltern, ihr Vetter und wenige Freunde.
Sie war völlig gesund und normal, seine Base. Nicht ein kleinster Gedanke flog jemals hinaus über Alltägliches. Nur diese eine Stunde im Monate –
Später, zehn Jahre später, lernte sie einen andern kennen, heiratete ihn – seither kam sie nicht mehr in das Zimmer. Sie bekam drei Kinder, wurde glücklich genug.
Aber sie vergaß es nicht. Wenn sie, in langen Pausen, einmal

den Vetter wiedersah, sprach sie davon mit ihm. Nur mit ihm.
Dann sprach er ihr, leise, die Zeilen Novalis':

»O sauge, Geliebter, gewaltig mich an,
daß ich entschlummern und lieben kann.
Ich fühle des Todes verjüngende Flut,
zu Balsam und Äther verwandelt mein Blut.
Ich lebe die Tage voll Glauben und Mut
und sterbe die Nächte in heiliger Glut.«

Sie antwortete nicht. Schweigend reichte sie ihm die Hand.
Jan Olieslagers dachte oft daran in diesen Nächten. Das alles baute sich auf einem starken Empfinden, das kein anderes Denken und Fühlen neben sich aufkommen ließ. Unglückliche – ach, waren es nicht vielmehr sehr Glückliche? – waren besessen von diesem einen wilden Feuer, leugneten den Tod, schmiedeten einen stählernen Willen, gebaren aus sich heraus von neuem das verlorene Tote, fanden, wie Orpheus, den Schlüssel zum Tore der Schatten, Eurydike zu suchen.
Der große Wille des Lebens griff hinein in das Reich der Toten. Das war das Geheimnis.

Hier aber war es ein sehr anderes.
Stephe war Herrscher in den Gärten des Todes. Nun aber wuchs er, wuchs – und seine Macht war so groß, daß sie weit hinübergriff in alles Leben.
Das kam, als man die Brüder Stolinsky beerdigte, zwei polnische Erdarbeiter, die bei einer Sprengung umgekommen waren. Da fiel Stephes Blick auf ein sehr junges Mädchen, das dicht am Grabe stand. Er sah sie lange an, dann lächelte er. Wußte: ›Sie wird zu mir kommen. Sie gehört mir.‹
Von nun an betrachtete er genau die Reihen der Leidtragenden, denen er sonst nie den kleinsten Blick geschenkt hatte. Mochte sich eine verstecken hinter schwarzen Jacken und Röcken – Stephe fand sie doch.
Und er sah die Frauen und Mädchen, die zum Friedhofe kamen, die Gräber zu schmücken. Schaute jede an, maß sie lange. Manchmal lächelte er; das war, wenn er fühlte: ›Die wird zu mir kommen.‹ Auch wenn er zu seltenen Besuchen in die Stadt ging, blickte er nach den Frauen. Die Straßen hinauf und hinunter, hinein in die Türen und Fenster. »Die da«, flüsterte er,

»die da!«
Sein großer Tag aber kam vor Ostern; das war der Totentag. Alle Gräber wurden geschmückt und an allen Gräbern standen weinende Frauen. Da ging Stephe durch die Wege, Stunde um Stunde, blieb stehn eine kleine Weile, blickte sich um, lächelte.
Ein großer Liebesmarkt – viel gute Ware. Aber nur einer wußte darum – er, Stephe.
Wirklich nur er?
Es war, als ob auch die andern es wußten – die Frauen und Mädchen.
Nicht wußten – nein. Aber fühlten, ahnten – irgendein Schreckliches. Und das hatte mit dem Blick des Totengräbers zu tun, und mit seinem Lächeln.
In der Folge sah Jan Olieslagers viele Male diesen Blick und viele Male dies Lächeln. Er beobachtete es genau, viel genauer als jeder andere. Obschon er aber der einzige war, der seine Bedeutung kannte, vermochte er doch nicht ein einziges Mal dahinterzukommen, wieso es möglich war, daß jemand auch nur den kleinsten Eindruck davon haben könnte. Denn sein Blick hatte nichts Grauenvolles, nichts Erschreckendes, sein Lächeln nichts Herzbeklemmendes oder Teuflisches. Es war ein freundlicher, stiller Blick und ein gütiges Lächeln.
Dennoch – mit einem besonderen Sinn begriffen die Frauen und Mädchen. Ja, halbe Kinder begriffen, kleine Dinger mit langflatternden Haaren und kurzen Röckchen.
In der Kapelle, während des Gebetes fiel eine junge Frau in Ohnmacht unter diesem Blick. Das war nur einmal, und Jan Olieslagers dachte, daß es vielleicht auch eine andere Ursache haben könnte. Vielleicht. – Aber das war ganz gewiß, daß die Mädchen auswichen, sowie Stephe daher kam. Daß die Kinder – o nein, nie die Buben – sich verkrochen hinter den Röcken ihrer Mütter, daß die jungen Mütter ein Kreuz machten, wenn sie ihn sahen. Selbst alte Weiber fürchteten sich, schraken auf, stießen einen kurzen Schrei aus.
Das ging so weit, daß die Mädchen in die Häuser liefen, wenn Stephe durch die Straßen ging. Ob man darüber sprach in der Stadt, konnte Jan Olieslagers nicht feststellen, da er es vermied, mit jemandem dort zu reden.
Nur ein einziges Mal hatte diese seltsame Furcht für Stephe eine kleine Verdrießlichkeit zur Folge. Stephe kam von der Ar-

beit heim, sah ein Pärchen an einem Grabe stehn, einen Rekruten und sein Mädchen. Sie wandten ihm den Rücken zu, brachen ein paar Efeuranken. Plötzlich, als ob es seinen Blick gefühlt hätte, richtete sich das junge Mädchen rasch auf, wandte sich um, schrie auf. Der Soldat, der den Angstschrei hörte, seine Braut erbleichen und zittern sah, fragte: »Was ist's?« Sie wies auf Stephe und flüsterte: »Der da! Der!« – Da ging er mit geballten Fäusten auf Stephe zu und schrie ihn an: »Du gottverdammter Schuft – wie wagst du es, meine Braut – meine – –« Aber er sprach seinen Satz nicht zu Ende. Stephe erwiderte kein Wort und sein Blick war so still und milde, daß kein Mensch etwas Freches oder Beleidigendes hätte finden können. Der Soldat unterbrach sich, ließ die Arme sinken, stammelte: »Verzeihung, Herr – es tut mir leid!« – Stephe ging ruhig weiter.

Recht eigentlich bewußt war sich Stephe seiner seltsamen Macht kaum. Er wußte schon, daß es so war, aber er legte weiter keinen Wert darauf, bekümmerte sich nicht darum. Es ist wahr: er lächelte – aber dieses Lächeln war sicherlich nicht das einer bewußten stolzen Befriedigung. Und nicht ein einziges Mal konnte Jan Olieslagers auch nur ein kleines Zeichen eines bewußten Herrscherwillens feststellen. Wenn er, in seinen Meditationen, Stephe den großen Herrscher im Totenlande von Andernach, den unentrinnlichen Tyrannen nannte – so war das doch nur aus seinem Hirn heraus und nicht aus dem Stephes empfunden. Kompliziert erschien das alles nur, wenn er es überdachte, doch wurde es einfach und natürlich, je mehr er versuchte, sich in Stephes Ideenwelt einzuleben. Wenn er alle Hemmungen ausschaltete – und das war ganz gewiß, daß Stephe nicht eine einzige hatte –, dann wurden diese Gedanken und Handlungen zu denen eines Kindes, eines stillen Kindes, das seine eigenen Spiele spielte. So seltsame, so ungeheuerliche freilich, daß sie dem Weltmanne Jan Olieslagers wie die Taten eines schwarzen Gottes erschienen.

Wie Knospen waren alle diese Frauen und Mädchen. Sie wuchsen und reiften und erschlossen sich zur vollsten Blüte – – das war dann, wenn sie starben, heute eine und morgen wieder eine. War dann, wenn sie hinausfuhren aus der Stadt, hierher zu ihm, für den allein sie blühten, zu Stephe. Und Stephe, der die Blumen liebte, brach sie –

Dann welkten die Blüten – und Stephe warf sie fort. Vergaß sie,

ganz und gar. Er kannte nicht einmal ihre Gräber, keines – ›Das ist sehr seltsam‹, dachte Jan Olieslagers. »Wo ruht die Carmelina Gaspari?« fragte er. Stephe schüttelte den Kopf:
»Ich weiß nicht.«
»Und wo die Milewa? – Oder die Anka Savicz?«
Nein, nein, nicht eines der Gräber kannte Stephe. Es fiel ihm nie ein, eines davon mit Blumen zu schmücken. Das war Sache der Gärtner – er war Totengräber. Aber: er kannte gut die Ruhestätte des alten Deutschen Jakob Himmelmann oder die des Fabrikherrn J. T. Campbell – oh, eine ganze Reihe von Gräbern kannte er.
›Sehr untreu ist er!‹ dachte Jan Olieslagers. Und überlegte: ›Ist ein Kind treu seinen Spielsachen? Es liebt sie mit aller Liebe – und wirft sie fort im nächsten Augenblick.‹
Dann auch: ›Ist je ein Gott treu dem Tand, mit dem er spielt?‹

Doch sich selbst ist der Gott getreu, wie es das Kind ist.
Und als, eines Tages, Stephe sich selbst untreu wurde, da fiel alle Göttlichkeit von ihm. Und alle Kindlichkeit.
Und er wurde ein Mensch. Und fühlte wie ein Mensch. Und tat wie ein Mensch.
Da zerbrach alles.

Das geschah im späten Indianersommer, der im Ägypterland sich bis tief in den November hineinzieht. Bis dahin lebte er, neben dem Menschen Olieslagers, sein eigenes Leben der Nacht.
Er fühlte sich leicht nach all seinen Beichten. Sein Freund war ein guter Beichtvater und Stephe empfand wohl, daß der ihn lieb hatte grade um seiner Geheimnisse willen. Stets blieb er der Untergebene, stets erfüllte er dem Freunde jeden kleinsten Dienst, den er sich ausdenken konnte. Er suchte Pilze für ihn auf den Wiesen und große Brombeeren, stellte ihm Blumen auf seinen Tisch. Er merkte bald, wie viel Wert der Vlame auf alle Reinlichkeit legte und sorgte dafür, daß alles stets blitzsauber war. Das ging soweit, daß Stephe, der durch zwanzig lange Jahre um Schmutz oder Nichtschmutz sich nie gekümmert hatte, nun auch seinen eigenen Leib wusch und rein hielt – nicht aus eigenem Instinkt, sondern nur dem Freunde zuliebe.
Sie lebten recht miteinander in dieser Zeit. Und allein blieb

Stephe nur in solchen Nächten – Dann sagte er dem Freunde: »Sie wird zu mir kommen, heute nacht!«
Der Vlame fragte: »Welche Blumen will sie?« »Seerosen,« sagte Stephe, »aus dem kleinen Teiche.« – Oder auch: »Flieder, viel Flieder!« Sie gingen zusammen aus, sie zu holen. Sie trugen sie in das Beinhaus, breiteten die alten Säcke auf den Steinboden und streuten die Blumen darüber.
Dann ging Olieslagers in das Zimmer. Legte sich zu Bett, versuchte zu schlafen. Las. Rauchte, spielte eine Schachpartie mit sich selbst. Lauschte auch – gegen seinen Willen –
Einige Male versuchte er das. Aber es ging nicht – ging gar nicht.
Dann lief er in einer solchen Nacht umher, durch den Friedhof und über die Wiesen. Und ein andermal trug er sein Bett hinaus, stellte es in der kleinen Geißblattlaube auf, legte sich dort hin. Aber er schlief nicht. Immer glaubte er die Laute zu hören, die aus dem Beinhause kamen. Glaubte zu sehn –
Einmal überlegte er: ›Es ist nur, weil ich es *nicht* sah – so reizt es meine Einbildung. Ich habe schlimmere Dinge gesehn, als das – und es hat mir nichts ausgemacht. Ich werde hingehn, werde zuschaun – dann werden meine Nerven sich beruhigen.‹
Er eilte zum Beinhause. Er griff die Klinke und hielt sie in der Hand. Öffnete nicht. Ging vorbei – hörte Stephes Stimme – kam zurück. Fünfmal – sechsmal –
Fluchte endlich, öffnete die Tür kräftig genug. Die kleine Birne erhellte den Raum. Er sah eine Gestalt auf den Säcken liegen, zwischen gelben Rosen. Und Stephe kniete vor ihr.
Er rief ihn an. Aber Stephe hörte ihn so wenig, wie das Öffnen der Tür.
Er trat näher heran, nun sah er gut das Gesicht des Freundes. Stephe starrte auf die Tote – angespannt waren alle seine Züge. Er krampfte die Hände zusammen – es war sichtlich, daß er angestrengt lauschte.
Dann kam ein leises »Ja« von seinen Lippen und noch einmal »Ja« –
Ah, die Tote erzählte ihm – und Stephe lauschte.
Eine Viertelstunde – eine halbe Stunde – Jan Olieslagers lehnte an der Wand, zählte leise, um sich einen Begriff von der Zeit zu machen. Aber es ging nicht.
»Ja«, flüsterte Stephe. – Und einmal hörte er: »Liebling.«

Dann kam ein Zucken in Stephes Körper. Er bog sich vor und zurück. Laute kamen von seinen Lippen, wirr, abgebrochen, unverständlich. Jan Olieslagers biß die Zähne zusammen, preßte die Hände, schloß die Augen, um alle Nervenkraft zu sammeln.
Etwas ging da vor, und er mußte finden, was es war.
Wieder klang es »Ja!« Lauter als sonst.
Der Vlame blickte auf. Da sah er, wie die Tote sich aufsetzte, beide Arme Stephe entgegenstreckte. Aber er sah – zu gleicher Zeit –, daß sie still und steif auf den Säcken lag, wie zuvor. Daß sie sich nicht regte und sehr tot war.
Und bewegte sich dennoch und lebte dennoch und bot beide Arme dem Geliebten und die nackte Brust –
Jan Olieslagers griff sich mit beiden Händen an die Schläfen. Er sah das eine und zugleich das andere.
Beides sah er, beides –
Rückwärts ging er, der Türe zu, langsam, Schritt um Schritt –
Er sah, wie Stephe die Arme hob, ausbreitete, wie es die Tote tat, genauso. Wie er sich vorbeugte, wie sie, den Kopf langsam vorschob – wie sie es tat –
Sie – die dennoch unbeweglich, starr und steif auf dem Boden lag –
Dann schrie Stephe auf. Griff mit beiden Händen nach ihr, riß sie an sich, stürzte sich über sie –

Jan Olieslagers lief über die Wege, kam zum Tor, kletterte hinüber. Blieb stehn, schöpfte Atem. Ging dann, mit langen Schritten, rings um den Friedhof.
Umkreiste ihn, dreimal und noch einmal. ›Wie ein Wachhund‹ dachte er.
Er überlegte das, was er gesehn; fand sehr bald die Erklärung.
Was er sah, Dr. Jan Olieslagers, das war das, was war. War die Tote, die tot dalag. Aber was er zugleich sah: die Tote, die sich aufrichtete, die die Arme öffnete und Stephe hinzog zu sich – das erblickte er nicht mit seinen Augen.
All diese Wochen über hatte er versucht, sich hineinzudenken in Stephes Seele, zu fühlen, wie er, um so das Wunder zu begreifen.
Und er sah, in dieser Nacht, wie Stephe sah – empfand, wie er empfand.

Nun verstand er gut, wie Stephe das meinte, wenn er sagte: »Sie gab mir die Korallenkette.« Oder: »Sie bat mich –« Oder: »Sie sagte –«
Es war schon so: diese Toten sprachen zu Stephe. Und Stephe lauschte. Und tat, was sie verlangten.
Was machte es, daß er, Olieslagers, *auch* sah, daß diese Wahrheit eine Lüge war? *Zu gleicher Zeit das sah* – wie im Gangarausch. Eine Lüge nur für ihn – und dennoch die einzige Wahrheit für Stephe.

Und – vielleicht – die letzte. Denn nun geschah es, daß Stephe untreu wurde.
Es geschah das Lächerlichste, das Banalste, das Allerdümmste von allem: Stephe verliebte sich. Verliebte sich, recht und schlecht, wie ein Kaufmannslehrling oder ein Soldatenjunge, in ein lebendiges, gesundes, ziemlich hübsches Mädchen.
Gladys Paschitsch hieß sie. Ein Ägypterkind – aber eines von Eltern, die klug waren und darum bald sehr reich. Ihr Vater hatte schon ein hübsches Vermögen vor dem Kriege und hatte das während dieser Jahre verhundertfacht. Pesce Cane nannten ihn die italienischen Ägypter und die andern hatten wohl ihre andern Namen dafür. Die Amerikaner schalten ihn »Profiteer« und wenn noch Deutsche in Andernach gelebt hätten, hätten sie ihn vermutlich »Schieber« genannt. Seine Dollarnoten waren sehr fettig und schmutzig, von dem Arbeitsschweiß und von Blut und Tränen seiner besonderen Landsleute wie aller andern Ägypter – aber sie waren darum nicht weniger vollwertig. Längst war die Paschitschfamilie sehr amerikanisch – darum hieß die einzige Tochter Gladys und darum besuchte sie auch eine beliebte Damenhochschule in Neu-England.
Stephe hatte sie schon vor zwei Jahren gesehn, als sie noch auf die Schule ging. Nun war sie in den Ferien zu Hause.
Ein Flieger war abgestürzt; es gab eine kleine Feier in der Kapelle. Viele patriotische Reden für den Helden, der eigentlich noch kein Held war, aber doch einer hätte werden können und darum sicher all die Lorbeerkränze reichlich verdient hatte. Auch Gladys Paschitsch war dabei und überreichte einen großen Kranz mit riesigen Schleifen von einem Frauenklub.
Da sah Stephe sie wieder und da verliebte er sich.
Nicht, daß er nun etwa gehandelt hätte, wie ein anderer Verliebter es vielleicht getan. Er tat nichts anderes, als was er im-

mer tat. Er sagte seinem Freunde: »Sie wird kommen.« Und darauf wartete er.
Aber – und das war es – er dachte nur an sie. Und vergaß die andern. Vernachlässigte sie, kümmerte sich nicht mehr um sie. Er scharrte ihre Gräber zu, wie leere Gruben, warf zur Nachtzeit kaum einen Blick in die stille Kapelle. Und das Beinhaus blieb leer.
Gladys Paschitsch fuhr zurück zu ihrem College, kam zu Weihnachten für eine Woche nach Hause und dann wieder zu Ostern.
Und Stephe blieb ihr treu all die Zeit über. »Sie wird kommen!« sagte er.
Zur Osterzeit kam Gladys einige Male auf den Friedhof. Es waren mittlerweile eine ganze Reihe Rekruten aus dem benachbarten Übungslager gestorben – für diese Gräber sorgte der Frauenklub. So kam es, daß Stephe sie sah.
Es ist sicher, daß Gladys Paschitsch dasselbe Angstgefühl empfand, das alle Frauen überfiel, wenn Stephe in der Nähe war. Aber sie war ein »Collegegirl«, selbstbewußt, unabhängig und – gebildet. Und sie wußte, daß das – dummes Zeug war. So ging sie einmal festen Schrittes auf Stephe zu und sprach ihn an. Jan Olieslagers sah, wie sie sich zwang, ruhig mit ihm zu sprechen – völlig gleichgültige Fragen über die Soldatengräber an ihn richtete. Stephe blieb still, fast unterwürfig. Aber dennoch zitterten die Hände der Studentin, dennoch seufzte sie befreit auf, als sie nach wenigen Minuten »Guten Abend« sagte.
»Was hat sie dir gesagt?« fragte der Vlame.
Stephe murmelte: »Sie wird kommen –«
Aber es schien nicht, als ob Gladys Paschitsch sich damit beeilen wollte. Sie blieb sehr gesund und ihr Schritt war fest und leicht.
– Jan Olieslagers war unzufrieden. Stephe langweilte ihn. Und am Ende war diese Geschichte mit Stephe noch das einzige, das ein klein wenig Abwechslung gebracht hatte in diese Rattenfalle, in der er steckte. Er versuchte einmal über das andere, Stephes lächerliche Treue zu erschüttern, erzählte ihm Wundergeschichten, wie schön die tote Frau sei, die gerade in der Kapelle lag –
Stephe zuckte die Achseln. Was ging ihn das an?
Einmal kam Jan Olieslagers von der Stadt zurück. Er erzählte ihm, daß er Gladys gesehn habe mit einem Hauptmann. Sie

habe sich verlobt, würde nächstens heiraten. Es war kein Wort davon wahr, aber er wollte seine Eifersucht wecken.
Aber Stephe blieb völlig gleichgültig. Das interessierte ihn kein bißchen. Mochte sie doch einen andern küssen, sich ihm hingeben. Sie würde doch zu ihm kommen.
Und der Vlame begriff: Stephe liebte Gladys Paschitsch, o ja! Aber: in der Lebenden liebte er dennoch nur – – die künftige Tote.
Die allein. Auf die wartete er durch den langen Winter, durch den Frühling und Sommer. Ihr blieb er treu und für sie fastete er und kasteite seinen Leib. Denn sie würde kommen – sie mußte kommen. Das wußte er ganz gewiß.

Und sie kam, Gladys Paschitsch.
In diesem Spätsommer des letzten Kriegsjahres zog eine Seuche über den Kontinent, die die Leute die spanische Influenza nannten. Es sei nur eine Grippe, sagten die Zeitungen, freilich eine recht gefährliche. Viele Leichen wurden blauschwarz – davon schrieben die Zeitungen nichts. Aber jeder wußte es. Und die Menschen starben. Und die Totengräber hatten zu tun.
Auch ins Ägypterland kam die spanische Grippe. Auch nach Andernach. Hundert Soldaten gab man dem alten Pawlaczek zur Hilfe; die schnitten Bretter, schlugen Särge zusammen. Fuhren sie mit Karren durch die Stadt, sammelten die Leichen; gruben Gräber und scharrten sie zu. Tagsüber, nachtsüber – ununterbrochen. Und Stephe und Mike und die andern – jeder kommandierte ein Dutzend amerikanische Soldaten. Die lärmten und sangen, und der stille Friedhof hallte von ihrem Gebrüll. Es war nicht sehr patriotisch, was sie sangen.
Das alte Beinhaus war überfüllt von Gästen, wie die Kapelle; immer wurden Särge hineingebracht und andere herausgeholt.
Es war aus mit dem Frieden und aller Ruhe. Jan Olieslagers dachte, daß vielleicht eine stille Gefängniszelle besser gewesen wäre. Aber Stephe lächelte vor sich hin – das große Sterben war da und sie würde kommen – sie mußte kommen.
Jeden Morgen und jeden Abend, wenn der Vlame die Zeitung las, mußte er nun die Spalten durchsehn mit den Namen der Verstorbenen, mußte sie laut vorlesen. Stephe kannte ihren Namen gut: Gladys Paschitsch.
Doch war es nicht in dieser Spalte, wo Olieslagers zuerst den

Namen fand. Vielmehr vorn auf der ersten Seite – und es war ein ganzer Artikel, der von ihr sprach. So voll klang schon der Name in der Stadt. Sie sei erkrankt, hieß es. Doch sei nichts Ernstes zu befürchten.

Aber schon am Abend war sie tot.

Nun geriet Stephe in eine seltene Unruhe und Aufregung, die sich steigerte mit jeder Stunde. Sie mußte kommen – es war strengste Anweisung der Sanitätspolizei, daß alle Leichen sobald wie tunlich aus den Wohnungen herausgeschafft werden müßten. Aber der Morgen verging und der Nachmittag und der Abend –

Dann, nach zehn Uhr, kam der alte Pawlaczek zum Beinhause. »Mike!« rief er, »Stephe!« Stephe stellte den siedenden Teekessel hin, seine Hände zitterten. »Sie kommt«, flüsterte er, »sie kommt.« Rannte hinaus zum Baas.

Er hatte recht. »Sie kam« – war schon im Anzuge von der Stadt her. So gewichtig war der schwere Reichtum des Paschitsch, daß sein Wille das Niedagewesene möglich machte: Eine Nachtfeierlichkeit in der Kapelle. Nun galt es, die Kapelle auszuräumen; der Alte nahm Stephe gleich mit, während er Mike ausschickte, ein Dutzend Soldaten zu holen, die in schnell aufgeschlagenen Zelten beim Kirchhoftor kampierten.

Man trug die vollen Särge aus der Kapelle ins Beinhaus, schichtete sie dort zu dreien und vieren übereinander, man schleppte die Kübel mit Pflanzen und Gewächsen heran, die zu jeder Feierlichkeit aufgebaut wurden, richtete alles her, wie es sich gehörte. Endlich kam die Trauergesellschaft, ein Wagen um den andern. Man bahrte den Sarg auf, der bereits geschlossen war. Stephe kannte ihn gut: es war der reich mit Silber beschlagene Prachtsarg, der schon seit Jahren das Schaufenster des Leichenbesorgers in der Stadt zierte. Jetzt hatte er endlich einen Käufer gefunden, und es deuchte Stephe, als ob es so hätte sein müssen und als ob kein anderer in diesem Sarge hätte ruhen dürfen.

Aber noch fand die Feierlichkeit nicht statt. Man mußte erst auf den Geistlichen warten, dann auf die Vorsitzende des Frauenklubs, dann wieder – hin und zurück von der Stadt fuhren die Wagen.

Es war zwei Uhr vorbei, als man anfing; und dann dauerte es sehr lange. Stephe stand mit seinem Freunde in der Tür der Kapelle, wartete. Plötzlich wandte er sich: »Ich muß Blumen schneiden«, sagte er.

Jan Olieslagers fragte: »Hat sie dir's gesagt?« Stephe nickte: »Ja. – Gladiolen. Viele Gladiolen.«
Er kam zurück, beide Hände voll von Blumen, verbarg sie vor der Tür unter einer Steinbank. »Sind sie noch nicht fertig?« fragte er.
Aber noch jemand sprach und noch jemand – ach, diese Feierlichkeit schien nie aufzuhören!
Endlich kam der Geistliche heraus; er stieg mit den Eltern in den ersten Wagen. Unendlich langsam kamen dann die Leute, fuhren fort. Andere wieder mußten lange warten, bis die Wagen zurückkamen von der Stadt, sie abzuholen. Stephe war so aufgeregt, daß er nicht eine Sekunde ruhig stehen konnte, unaufhörlich vor sich hin redete. Sehr auffällig benahm er sich.
»Geh auf deine Bank, Stephe!« riet ihm der Vlame. »Ich warte hier. Wenn der letzte fort ist, ruf' ich dich.«
Jan Olieslagers setzte sich auf eine andere Bank gleich neben das Kirchhofstor, ging auch zuweilen den Weg zurück zur Kapelle, grade wie die letzten Leidtragenden taten. Er sah die Mitglieder des Frauenklubs einsteigen, dann sah er ein paar Soldaten einen starken gelben Kasten in ein Auto tragen und mit ihm davonfahren. Auch den Direktor der chemischen Fabrik sah er; der kam dicht an ihm vorbei, erkannte ihn nicht.
Da trat der alte Pawlaczek auf ihn zu. »Sie sind alle fort,« brummte er. »Schließ das Tor, Mike.«
Jan Olieslagers sprang über die Gräber. »Die Kapelle ist leer, Stephe«, rief er. »Komm – sie wartet.«
Stephe erhob sich, taumelnd. »Ich will –« begann er.
»Was willst du?« drängte der Vlame.
»Sie will es, sie –« stotterte Stephe.
»Was will sie denn?«
Und Stephe sagte: »Nicht in der Kapelle – nicht im Beinhaus. In – in unserm Zimmer –«
Das war Olieslagers sehr wenig sympathisch. Er war müde genug, wollte schlafen ein paar Stunden – wenigstens versuchen zu schlafen. Aber die Augen Stephes bettelten und flehten, wie Kinderaugen. Er klopfte ihm auf die Schulter: »Gut, Stephe, gut! Nur – eil dich, sieh, schon dämmerts! – Ich nehme deine Blumen mit hinüber.«
»Danke, Herr, danke!« sagte Stephe.
Stephe lief in die Kapelle; der Vlame nahm die Gladiolen. Er trug sie hinüber, streute sie über Stephes Bett und über den Bo-

den hin. Sein Bett rückte er dicht an die Wand.
Dann kam Stephe, zitternd am ganzen Leibe – mit leeren Armen.
»Was ist geschehn?« fragte Olieslagers.
Und Stephe flüsterte: »Der Sarg ist leer!«
Einen Augenblick besann sich der Vlame. Ah, das war es, was die Soldaten hinausgetragen hatten!
Der schöne große silberbeschlagene Sarg war nur ein Schaustück – und die Kiste darin barg die Tote! Sie sollte vermutlich irgendwo anders beerdigt werden –
Er sagte es Stephe; der verstand ihn nicht gleich. Er mußte es zweimal wiederholen, bis Stephe ihn begriff.
»Wo denn? Wo?« fragte er. »Wo soll sie beerdigt werden?«
»Wie soll ich das wissen?« antwortete sein Freund.
Stephe stammelte: »Ich – ich –.« Dann ging er zur Tür.
»Wo willst du hin?« fragte der Vlame.
Stephe sagte: »Sie haben sie geraubt. Ich muß sie finden.« Und ging.
Jan Olieslagers rief ihm nach, aber der andere hörte ihn nicht. Er überlegte: ›Jetzt wird er eine gewaltige Dummheit machen. Ich muß ihn schützen – er ist mein Freund.‹
Aber was sollte er tun? Er zog sich aus, wusch sich; zog sich wieder an. Steckte ein paar Apfelsinen in die Taschen, setzte die Mütze auf, ging hinaus. Das Friedhofstor war geschlossen, er selbst hatte den Schlüssel in der Tasche – so war Stephe hinübergeklettert. Er schloß bedächtig auf und hinter sich zu. Schlug den Weg zur Stadt ein – dort mußte Stephe sein.
Er schälte seine Orangen und aß sie. Dachte nach. Wenn Gladys Paschitsch irgendwo anders beerdigt werden sollte, so konnte es sicher nicht in Andernach sein. Dieser Friedhof war der einzige der kleinen Stadt; es gab keine andere Möglichkeit. Dann aber – ja dann mußten sie den Frühzug benutzen, den, der hinauf nach Chicago fuhr. Er kannte gut jeden einzelnen der wenigen Züge, immer bereit, bei einer drohenden Entdeckung mit dem nächsten abzufahren. Fünf Uhr zweiunddreißig fuhr der Schnellzug.
Er sah auf die Uhr – er mußte sich eilen. Schritt schneller, lief manchmal ein Stückchen – blickte scharf über den geraden Weg, ob er vielleicht Stephe vor sich entdecken könnte. Aber er sah ihn nicht – der war gewiß gerannt bis zur Stadt hin. Er bog von der Hauptstraße ab, machte eine kleine Abkürzung

zum Bahnhofsplatz. Es war hell genug nun, er blickte auf die große Bahnhofsuhr: noch achtzehn Minuten bis zur Abfahrt.

Er ging durch die Wartesäle und über die Bahnsteige. Es waren nur wenige Leute da, und er sah weder Stephe, noch sonst einen Menschen, der etwas mit einer Leichenüberführung zu tun zu haben schien. Er ging wieder zurück zur Straße – da fuhren ein paar Autos vor. Schwarze Männer und Frauen in Trauerkleidung stiegen aus. Er erkannte den Vater Paschitsch und seine rundliche Frau, er erkannte auch Dan Bloomingdale, den ersten Anwalt der Stadt, den er öfter auf dem Kirchhofe gesehn hatte. Aus dem nächsten Auto stieg ein Offizier und ein paar Soldaten, aus dem dritten einige Damen und Herren mit Totenkränzen. Und er sah, hinten über den weiten Platz her, Stephe heranlaufen. Er winkte ihm, ging dann der Trauergesellschaft nach, die in die Bahnhofshalle trat. Alle gingen in den Wartesaal, nur die Soldaten eilten in den Gepäckraum. Er sah, wie sie dort die große Kiste auf einen Karren luden und zum Bahnsteig fuhren.

Der Zug ratterte ein, die Soldaten schoben ihren Karren zum Gepäckwagen hin; drei Herren schritten hinterher, die Arme mit Kränzen behangen. Der Rechtsanwalt sprach mit dem Zugführer, zeigte ihm die amtlichen Dokumente für die Erlaubnis der Überführung.

In diesem Augenblick kam Stephe an, völlig außer Atem, unfähig ein Wort zu sprechen. Er stöhnte, schluchzte auf, griff mit beiden Händen nach der Sargkiste.

»Hände weg!« rief der Offizier.

Stephe riß an dem Sarge, als wollte er ihn fortschleppen. Schaum troff ihm von den Lippen, aus seiner Brust brach ein tiefes Röhren.

Zwei Soldaten faßten ihn an, Stephe stieß sie zurück.

»Räuber!« brüllte er, »Diebe! Hurensöhne!« Sie warfen sich auf ihn – ein Schreien, Zerren und Stoßen. Sie rissen ihn zu Boden – aber er brüllte weiter: »Räuber! Hurensöhne!«

Aber Dan Bloomingdale, der Rechtsanwalt, wollte keinen Skandal.

»Laßt ihn los, Leute!« befahl er. »Seht ihr nicht, daß er übergeschnappt ist? Ein verrückter Liebhaber!« Er wandte sich an Stephe: »Nun, mein Junge, was ist es? – Hast du sie geliebt?«

Im Augenblick schien Stephe zahm. »Ja, Herr«, stammelte er,

»ja, Herr!«
»Nun«, beschwichtigte ihn der Anwalt, »das ist schon begreiflich, sie war ein hübsches Kind – werden wohl noch manche sie geliebt haben! Aber du mußt einsehn: sie ist nun tot! Tot, wie eine Ratze! Mausetot!«
»Ja, Herr, ja!« flüsterte Stephe sehr sanft.
»Ja – – –« Dann besann er sich; bescheiden, wie ein Knabe, bat er: »Darf ich mitfahren, Herr?«
Der Rechtsanwalt schüttelte den Kopf, man sah ihm an, daß er eine große Sympathie zu diesem wilden Liebhaber hatte. »Ich weiß nicht, mein Junge – wirklich, ich weiß nicht, ob sich das machen läßt – vielleicht –«
Stephe unterbrach ihn mit einem neuen Gedanken: »Herr – wenn Sie mir nur sagen wollen, wo sie beerdigt wird – ich will Blumen – Blumen hintragen.«
Der Anwalt griff seine Hand und drückte sie: »Du bist ein braver Bursche, wirklich, ein braver Junge! Beerdigt – nun, sie wird nicht beerdigt werden, siehst du! Wir fahren nach Chicago – zum Krematorium. Verbrannt wird sie werden!«
Es war, als ob einer eine schwere Axt ihm auf den Kopf geschlagen habe. Stephe taumelte, brüllte wie ein Stier, fiel um – einer der Soldaten fing ihn auf.
»Ver– – verbra– – !« stöhnte er. »Nein – nein! Sie darf nicht – sie will nicht – will nicht –«
Dan Bloomingdale hob die Mütze auf, die zu Boden gefallen war, setzte sie Stephe auf den Kopf. »Doch, mein Junge, gerade sie wollte es! Ich bin Rechtsanwalt, siehst du, und Notar – ich habe ihren letzten Willen aufgesetzt! Schau her« – er griff in die Tasche, nahm ein Aktenstück heraus – »schau her – das hat sie selbst diktiert! Sie bestimmte es, daß sie verbrannt werden sollte –«
Stephe riß die Augen weit auf – und die Lippen – aber kein Ton kam heraus. Sie hoben die Sargkiste in den Gepäckwagen, setzten Stephe vorsichtig auf die Karre. Er ließ die Arme fallen, starrte gradeaus.
Das Abfahrtssignal – und die Leute drängten in die Wagen. Nur die Soldaten blieben zurück, gingen langsam fort. Und der Zug fuhr ab.
Jan Olieslagers trat hin zu Stephe, richtete ihn auf. »Komm, Stephe, komm!« Er führte ihn in den Wartesaal, bestellte Kaffee. Aber Stephe rührte nichts an.

»Komm nach Hause!« sagte der Vlame endlich. Stephe schüttelte den Kopf. Sprach dann, still und ruhig – nein, er würde nie wieder auf den Friedhof gehn.
»Wohin denn?« fragte Olieslagers.
»Ich weiß nicht«, sagte Stephe.
»Wollen wir wegfahren?« sagte Olieslagers.
»Du und ich – zusammen? Irgendwohin!?«
Er wartete die Antwort nicht ab. Fuhr hinaus zum Friedhof, packte seine Sachen und die Stephes – zwei kleine Handkoffer. Kam zurück zur Stadt – fand Stephe unbeweglich auf demselben Stuhle.
»Sie hat mich verraten!« murmelte er. »Verraten –« Und dies Wort wiederholte er, als ob nichts anderes mehr Platz habe in seinem Hirn.
Jan Olieslagers nahm Karten für den Zehnuhrzug. Er zwang Stephe, ein wenig zu essen, führte ihm die Tasse zum Munde, fütterte ihn, wie ein Kind –
»Verraten –« flüsterte Stephe »verraten –«
Sie stiegen in den Zug. Jan Olieslagers sagte: »Wir fahren nach Chicago. Später nach Baltimore. Dort –«
Stephe antwortete: »Verraten – sie hat mich verraten –«
Sehr müde war der Vlame: Er rechnete nach – es waren nun dreißig Stunden, daß er nicht geschlafen hatte. Er lehnte sich zurück, nickte ein.
Immer wieder wachte er auf, blickte auf den Freund. »Verraten –« hörte er. Und als er schließlich doch einschlief und sehr tief schlief, klang es in seinen Ohren: »Verraten – sie hat mich verraten – ver-ra-ten.« –

Der Schaffner rüttelte ihn wach. »Chicago!« rief er. »Aussteigen, Herr!« Jan Olieslagers reckte sich hoch. »Wo ist Stephe?« fragte er, »wo ist mein Freund?«
»Ausgestiegen!« sagte der Schaffner. »In – in –« Er wußte die Station nicht mehr. Aber es war schon vor vier Stunden gewesen, oder vor fünf.
Jan Olieslagers blickte umher – auch Stephes Köfferchen fehlte. Das hatte er also mitgenommen –
Nie sah er ihn wieder.

Sibylla Madruzzo

Der Gendarm empfing Frank Braun lärmend, er saß mit dem Wirt am Tisch, während Teresa das Essen auftrug. Er zeigte stolz seinen neuen Helm und sagte, daß er die Nacht in seinem Leben nicht vergessen wolle, in der er den alten vertrank. Bewundernd sah er Frank Braun an – ja, das war ein Kerl!

Frank Braun war nicht in der Laune, zu singen und zu trinken. Die Reden Drenkers belästigten ihn, so lenkte er ab. »Die alte Bettlerin ist Ihre Freundin?«

Der Grenzer sagte: »Gewiß ist sie meine Freundin. Aber so alt ist sie gar nicht: ein paar Jahre jünger als ich und wenigstens zehn Jahre jünger als Raimondi!« Er wiederholte das dreimal, daß ihn der Wirt verstehen könne.

Der nickte bestätigend. »Sie sieht nur so alt aus.«

Drenker lachte. »Die Sibylla sieht aus wie achtzig, oder hundert, oder hundertundzwanzig. Das ist alles eins. Und doch ist's wahr, daß wir alle drei verliebt in sie waren!«

Frank Braun war froh, daß der Wein und der Helm erledigt waren. Er hielt ihn fest. »Drei? Wer war in die Alte verliebt?« fragte er.

»Ho, nicht in die alte – in die junge Sibylla!« verbesserte ihn Drenker. »Wir drei waren in sie verliebt: Raimondi, Ussolo und ich – drei flotte Kaiserjäger! Bessere Liebhaber hatte nie eine Dirne in Val di Scodra – was Raimondi? – Aber schlimm ist's ausgelaufen und die arme Sibylla schleppt noch heute ihr Kreuz herum. Denn damals, Herr, war sie schlank und gerade wie eine Tanne und kein Mädel war hübscher in ganz Tirol. – Als der arme Ussolo so jämmerlich zugrunde ging, da bekam sie den Knacks.«

»So erzählen Sie doch!« drängte Frank Braun.

»Erzählen – ja, es ist eine ganze Geschichte!« rief Drenker. »Aber trocken?« Er goß die letzten Tropfen aus der Flasche in sein Glas.

Frank Braun hieß den Wirt ein paar Flaschen Vino Santo holen, vom Tobliner Tal. Er baute sie dicht vor dem Gendarmen auf. Drenker wollte ihm einschenken, aber er wehrte ab. »Nein, danke, ich mag heute nicht trinken.«

Drenker schüttelte den Kopf. »Komische Leute seid ihr gelehrten Herrn! Einmal trinken sie wie zehn alte Schiffskapitäne und dann wieder keinen Tropfen! – Es ist kein Sinn und Verstand darin.«

»Nein«, bestätigte Frank Braun, »es ist durchaus kein Sinn und Verstand darin. – Aber nun trinken Sie, Drenker, und erzählen Sie von den Liebhabern der jungen Sibylla Madruzzo.« Der Gendarm schneuzte sich und brannte seine Pfeife an. Er hob das Glas an die Lippen, trank und schnalzte lobend mit der Zunge.

Dann begann er. Er erzählte laut, hastig, in zerhackten Sätzen. Immer wandte er sich schreiend an den Gastwirt: »War's nicht so, Raimondi?« Der nickte stumm oder brummte ein »Ja!« zwischen den Zähnen.

Aloys Drenker sagte: »Das sind wohl dreißig Jahre her. Wir standen in Bozen alle drei, und waren die besten Freunde von der Welt. Ussolo – der war auch aus Val di Scodra; dort, wo es zur Kreuzplatte hinaufgeht, stand seiner Leute Haus. Nun ist das längst verfallen – der arme Ussolo liegt auf dem Kirchhof und seine Verwandten sind alle drüben in Argentinien. Nichts ist mehr da von der ganzen Sippe! – Also wir drei waren Kaiserjäger in Bozen; Ussolo und ich waren Unteroffiziere – aber Raimondi war gerade Feldwebel geworden. Was, Alter? – Nun gut, wenn die beiden Urlaub hatten, fuhren sie nach Hause und da bin ich ein paarmal mit ihnen gewesen. Denn wissen Sie, ich hatte kein Heim, mich hat meine selige Mutter im Straßengraben gefunden und ist an dem Schreck schnell drauf gegangen. So wurde ich herumgestoßen und geschlagen bei fremden Leuten, und wohl wurde mir erst, als ich in der Kompagnie war. Die Kaiserjäger – das war meine Familie – und eine fesche dazu, nicht, Raimondi? Hol's der Teufel, eine bessere Truppe gibt's auf der ganzen Welt nimmer! Also gut, ich fuhr ein paarmal mit meinen Freunden hinunter nach Val di Scodra – einmal mit Raimondi und zweimal mit Ussolo. Na, Sie können sich denken, wie die Leute schauten, wenn wir ankamen! Das ganze Dorf war vernarrt in uns. Und wir drei – alle drei – waren in die Sibylla vernarrt und jeder tat sein Bestes, ihr zu gefallen.

Aber keiner von uns sagte etwas, weder den andern, noch dem

Mädchen. Jeder überlegte, und jeder faßte seinen Plan, aber heraus kam keiner damit. Wir schrieben ihr alle drei und sie schrieb uns auch – aber, wissen Sie, immer zusammen an alle drei. Da, eines Winterabends, als wir zusammen in der Kantine beim Gossensasser sitzen, sagt der Ussolo, daß er seinen Abschied nehmen wolle und nicht weiter kapitulieren. Ich denke, der Schlag rührt mich und ich frag ihn, ob ihn der Teufel stäche. Da kommt's heraus! Er sagt, daß er die Sibylla liebe und sie heiraten und mit ihr leben und sein Land bebauen wolle in Val di Scodra. Er habe seiner Mutter schon geschrieben – denn der Vater war tot – und die sei einverstanden, daß er den Hof übernehme. Da fuhr der Raimondi los! Brauchst dich nicht zu schämen, Alter, es war doch so! – Denn wissen Sie, damals kannte er die schöne Maria noch nicht, des Brixener Schulmeisters Tochter, die dann später seine Frau und Teresas Mutter wurde. Damals war sein Gedanke nur Sibylla und immer wieder Sibylla! – Na, war's nicht so, Alter? – Also, er fuhr los auf den Ussolo und sagte, daß er sich nicht unterstehen sollte, an das Mädchen zu denken. Er müsse sie haben und niemand sonst! Und er sei der Ältere und er sei Feldwebel – da konnte ich auch nicht mehr an mich halten. Älter oder jünger, Feldwebel oder nicht, das sei ganz gleichgültig, sagte ich. Und ich liebe die Sibylla auch und ich wolle sie haben und kümmere mich den Teufel um die wälschen Fack'n. Ich schrie und der Raimondi brüllte und der Ussolo heulte und ehe wir's uns versahen, lagen wir einander in den Haaren und prügelten darauf los, daß es eine Freude war. Ein Leutnant kam dazwischen und störte den Spaß; dann hatten wir im Mittelarrest alle drei genug Zeit, über unsere Liebe und unsere Dummheit nachzudenken. Als wir herauskamen, war unsere Aufregung merklich abgekühlt und wir sahen nun ein, daß es herzlich dumm sei, uns wegen des Mädchens zu zanken, das doch nur einer haben konnte. Wir beschlossen also, der Sibylla selbst die Wahl zu überlassen und zu dem Zweck zum nächsten Septemberurlaub alle drei nach Val di Scodra zu fahren. Inzwischen war abgemacht, daß keiner ihr besonders schreiben sollte; so schrieben wir zusammen Briefe und schickten ihr auch zu Weihnachten und zu Ostern gemeinschaftlich ein Geschenk. Na, es war ja nicht viel, ein seidenes Kopftuch und eine silberne Schnalle – aber die Sibylla hat sie bis heute aufbewahrt und die Briefe auch. Also gut, der Frühling kam und der Sommer und wir fühlten uns alle nicht recht wohl. Jeder war mißtrauisch auf die andern beiden und alle paar Tage mußte einer dem andern schwören, daß er ganz gewiß nicht hinter dem Rücken doch einen Brief geschrieben habe. Endlich kam das Manöver und dann der Tag, da wir Urlaub bekamen. Es hielt schwer genug, daß wir alle drei loskamen, da Raimondi und ich bei derselben Kompagnie waren – aber schließlich ging's doch. – Die Fahrt werd' ich meiner Tage nicht vergessen! Keiner sprach ein Wort und jeder machte ein Gesicht, als ob er die andern lebendig auffressen wollte. Ich glaube, es war nur die Uniform, die uns noch zusammen hielt, sonst hätten wir aufeinander losgeschlagen wie an dem Abende in der Kantine.

Damals fuhr noch keine Post ins Tal und wenn es eine gegeben hätte, hätten wir doch nicht drauf gewartet. Wir marschierten los und spät in der Nacht kamen wir an. Raimondi ging zu seinen Eltern, ich ging mit Ussolo nach Hause. Geschlafen aber habe ich keinen Augenblick, immer fürchtete ich, mein Kamerad möchte aufstehn, um zu dem Hause der Madruzzo zu gehen. Ihm aber ging's ebenso. Es war kaum hell, als wir aufbrachen, um Raimondi abzuholen, aus Angst, daß der uns zuvorkommen möchte. Kaum standen wir hier vor dem Hause, als er auch schon herauskam – offenbar mit demselben Gedanken wie wir. Nun sahen wir wohl ein, daß es noch viel zu früh wäre zu Sibylla zu gehen, zumal es gerade ein Sonntag war. Wir gingen wieder in Raimondis Haus, kochten Kaffee und frühstückten. Dann trat Ussolo vor den Spiegel – so sehr hatten wir uns beim Aufstehen geeilt, daß wir kaum die Haare gekämmt hatten. Er frisierte sich und machte sich schön – und da zeigte sich's, daß wir doch noch gute Freunde und Kameraden waren. Raimondi holte alles heran, was er hatte, Stiefelglanz, Bürsten, Kämme, sogar Schnurrbartwichse, und wir halfen einander, uns so stattlich herauszuputzen wie nur möglich. Fesch muß der Kaiserjäger sein, was Raimondi? So ging die Zeit herum, schneller als wir geglaubt. Dann kamen Raimondis Eltern, und wir mußten noch einmal mit ihnen Kaffee trinken. Endlich brachen wir auf, schnitten im Garten noch ein paar Rosen für die Mützen und dann ging's zum Hause der Madruzzo. Aber ehe wir noch da waren, rief Ussolo: »Da kommt sie!« Und wirklich, da stand sie vor uns im Olivengarten und lachte. Sie war im Sonntagsputz, und sie war so sauber und hübsch, daß mir das Herz lachte im Leibe. Aber dabei klopfte es doch so stark, und ich fühlte eine solche Angst, daß ich kaum wagte, einen Schritt weiter zu gehen. Aber auch den beiden Kameraden erging's nicht anders und sie blieben stehn wie ich. Sagt der Raimondi: »Freunde, ich bin der älteste!« »Ja«, sag ich, »das bist du wohl – doch –« Er aber flüsterte: »Sei still und hör, was ich sag! Wir haben ausgemacht: der, den sie will, der soll sie haben. Aber die andern beiden sollen ihm deshalb nicht feind sein, sondern gute Freunde wie zuvor.« – ›Bist du deiner Sache so sicher?‹ dachte ich. Aber ich war meiner Sache auch sicher, denn ich glaubte bestimmt, daß sie gerade mich anlachte und nicht die andern. Darum sagte ich: »Hand drauf!« und schlug ein. Der Ussolo sagte gar nichts, aber er gab auch seine Hand. »Gut denn«, sagte Raimondi. »Vorwärts, marsch! – Und ich spreche, weil ich der ältere bin und Feldwebel!« – Das wollte mir nun gar nicht gefallen, aber es war nichts mehr zu reden, denn er ging mit langen Schritten vor und wir mußten laufen, ihm beizubleiben. Wir grüßten mit der Hand an der Mütze und Raimondi wollte eine Rede beginnen. Aber es kam nichts heraus. Wir standen stumm vor ihr und glotzten sie an. Da lachte die schwarze Sibylla und streckte uns die Hände hin und fragte, wie es uns gehe, und sagte, das sei nett, daß wir alle drei zusammen zum Urlaub gekommen. Sie bedankte sich für die Briefe und die Geschenke und sagte, daß sie für jeden von uns eine Uhrkette geflochten habe aus ihren Haaren. So plauderten wir, aber eigentlich sagten wir gar nichts und nur die Sibylla lachte und schwatzte, und wir standen da wie die dummen Bauern und starrten sie an. Ich sah wohl ein, daß es eine Schmach wäre für uns Kaiserjäger und stieß den Raimondi an, daß er sprechen sollte. Aber der tat, als merkte er es gar nicht. Dann flüsterte ich dem Ussolo zu: »So red doch!« – Der Ussolo redete auch – aber was! Er erzählte stotternd, wo wir im Manöver gewesen. Da wollte ich sprechen, aber es ging auch nicht. Wenn nur die andern nicht dagewesen wären, hätte ich's ganz leicht gekonnt, das fühlte ich. Darauf also gründete ich meinen Plan. Ich sagte der Sibylla, wir drei hätten einen Augenblick etwas allein zu besprechen. Sie lachte und wollte gleich nach Hause gehen, ich aber sagte ihr, daß sie ein klein wenig warten möchte; da ging sie etwas abseits in den Olivengarten. Nun sagte ich den beiden, daß sie Esel seien – und ich auch: alle drei seien wir Esel! Und so ginge es nicht weiter. Ich nahm drei Grashalme und hielt sie in der Hand: wer den längsten ziehe, der solle zuerst mit ihr sprechen dürfen – allein. Damit waren sie einverstanden. Der Feldwebel zog zuerst, dann Ussolo: er fand den längsten Halm. Ich aber hatte den allerkleinsten, kam also zuletzt daran. Nun, ich tröstete mich, war ich doch überzeugt, daß die beiden Wälschen einen Korb bekämen, und daß sie auf mich warten würde. Ussolo ging inzwischen zu der Sibylla und wir beide setzten uns ins Gras, drehten ihnen den Rücken zu und warteten. Ein Soldat, wissen Sie, ist das Warten gewohnt, das lernt man schon beim Postenstehen. Aber obwohl wir zu zweit waren, ist mir doch nie ein Warten so lange geworden wie dieses. ›Sind sie denn immer noch nicht fertig?‹ dachte ich. Keiner von uns sprach ein Wort; ich sah, wie der Raimondi stier vor sich hinguckte. Plötzlich sagte er: »Nun halt ich's nicht mehr aus. Der Ussolo könnte doch längst fertig sein!« Wir drehten uns um, aber die beiden waren verschwunden. Wir standen also auf und gingen ein wenig hinein in den Olivengarten, spähten rechts und links, aber sahen niemanden. Ich rief halblaut und dann lauter: »Ussolo!« Aber niemand gab eine Antwort. Da brüllte Raimondi, als wenn er drei Regimenter vor sich hätte: »Ussolo! Ussolo!« – Jetzt antwortete der Kerl: »Ja! Ja! Wir kommen schon!« Und gleich darauf kamen sie auch angelaufen. Ussolo lachte über das ganze braune Gesicht und streckte uns beide Hände entgegen. »Verzeiht mir, Kameraden, wir beide hatten euch wirklich ganz und gar vergessen!« Dann, wie er unsere verdutzten und ärgerlichen Gesichter sah, nahm er vor Raimondi Stellung, legte die Hand an die Mütze und sagte: »Herr Feldwebel, melde gehorsamst: Unteroffizier Ussolo nebst Braut Sibylla Madruzzo.« Und das Mädchen machte ein sehr ernstes Gesicht dazu und einen tiefen Knicks. Später habe ich einmal die Sibylla gefragt, wer von uns wohl ein dümmeres Gesicht gemacht habe, Raimondi oder ich. Aber sie hatte leider darauf nicht acht gegeben, und so wird sich das nie feststellen lassen. Dumm aber waren sie beide – das schwöre ich!

Raimondi faßte sich zuerst. Er griff in die Tasche und zog ein hübsches, silberbeschlagenes Portemonnaie heraus, das gab er der Sibylla und gratulierte beiden. Da holte ich auch die Ohrringe hervor, die ich für sie gekauft hatte, und gab sie ihr als Brautgeschenk. Ussolo schlug sich vor den Kopf und rief: »Herrgott – und ich habe ganz vergessen, ihr mein Geschenk zu geben!« Damit zog er eine hübsche kleine Uhr heraus. So hatten wir alle drei ihr heimlich etwas mitgebracht, aber nur dem Ussolo kam es zugute. – Der arme Kerl, wenn er gewußt hätte, wie kurz sein Glück sein sollte! Dann ließen wir die beiden allein und ich ging mit Raimondi nach Hause. Wir waren recht niedergeschlagen, aber dennoch fühlten wir uns erleichtert, daß wenigstens der bisherige unerträgliche Zustand zu Ende war. Wir beschlossen, recht brüderlich zu den beiden zu sein, wie echte Kameraden, die so lange Jahre treue Freunde waren. Aber es ging nicht so leicht, wie wir dachten; jedesmal, wenn wir Ussolo und Sibylla sahen, in ihrem großen Glück, wurden wir neidisch und man sah uns wohl an, wie wenig wir im Grunde es ihnen gönnten. So dachten wir, daß es wohl das beste wäre, wieder abzureisen nach Bozen, ehe der Urlaub zu Ende. Hätten wir's doch getan! Aber Ussolo drängte uns und quälte, wir möchten doch bleiben, wenigstens bis zum nächsten Sonntag. Da war Kirchweih in dem Nachbardorfe – in Cimego, wissen Sie, sieben Stunden über die Berge nach der Grenze zu. Jetzt ist die Gendarmeriestation dort, und ich wohne da. Dahin hatte uns Ussolo eingeladen; er hatte Verwandte dort, und denen wollte er seine schöne Braut zeigen – und zugleich uns, seine Freunde von den Kaiserjägern. Wir hatten nur wenig Lust, unser Sinn stand gar nicht nach Festen und Kirchweih. Aber Ussolo gab nicht nach und die Sibylla half ihm mit Bitten, so ließen wir uns überreden. Wir wollten also nach Cimego, um dort Abschied zu feiern, ehe wir zurückfuhren zum Regiment. Wir beschlossen, nachts aufzubrechen, unterwegs in einer Köhlerhütte zu ruhen, um früh am Morgen im Nachbardorfe einzutreffen.

Nun muß ich sagen, daß Ussolo gerne trank. Nicht, daß er ein Säufer war, aber er konnte so wenig vertragen und nach ein paar Glas schon wurde er sehr lustig und manchmal wild. Und jetzt in seiner Freude als Bräutigam, und daheim im Urlaub unter alten Bekannten und Freunden, die ihn einluden, ein Glas mit ihnen zu trinken, war er jeden Abend fidel und lärmte und randalierte durch die Gassen. Das mochte nun die Sibylla gar nicht leiden, denn was trinken heißt, das wußte sie von Kindesbeinen an. Ihr Vater nämlich, der alte Carlo Madruzzo, hatte die ausgepichteste Kehle im Dorfe, und da verging kaum ein Tag, an dem sie seine schweren trunkenen Fäuste nicht fühlte. So war es denn kein Wunder, wenn sie bei ihrem Bräutigam die Flasche nicht gerade gerne sah; sie machte ihm Vorwürfe und er versprach ihr, kein Glas mehr anzurühren –– aber am

Abend war er doch wieder betrunken. Daher kam es, daß Sibylla den Wein, den Ussolo trank, noch mehr haßte, als den, der durch ihres Vaters Gurgel floß. Als wir nun in der Nacht zum Sonntage – sie war finster und kein Stern war am Himmel – aufbrachen, richtete die Sibylla es so ein, daß sie mit mir ging, während Ussolo und der Feldwebel ein wenig voranschritten. Raimondi und Sibylla trugen Laternen; ihr Schatz schleppte einen schweren Korb, in dem er in frisches Laub Fische verpackt hatte, die er am Abend im See gefangen hatte und nun seinem Onkel in Cimego bringen wollte. Den Rucksack, den auch Ussolo eingepackt hatte, trug ich; es war Brot darin, Schinken und Wurst, dazu fünf Flaschen guten Weines. Darauf hatte nun die Sibylla es abgesehen. Als wir nach einer halben Stunde an eine Quelle kamen, blieb sie stehen und bat mich, ihr den Rucksack zu geben. Sie wartete noch eine Weile, bis sie die beiden andern genügend weit entfernt glaubte, dann nahm sie die Flaschen heraus und öffnete sie. Sie fragte, ob ich noch einmal trinken wolle, und ich nahm auch ein paar gute Züge. Dann schüttete sie den Wein aus, eine Flasche nach der andern. Ich wollte sie hindern, aber sie lachte und sagte, für diese eine Nacht könnte ich doch wohl verzichten auf den Wein, morgen gäbe es ja genug in Cimego. Sie füllte die Flaschen bis zum Rande mit Wasser voll und verkorkte sie wieder sorgfältig; beide freuten wir uns dabei auf das Gesicht, das Ussolo machen würde, wenn er entdeckte, daß sein Wein so zu Wasser geworden war.
Wir schritten rüstig aus und holten bald die andern ein. Wir brüllten unsere Soldatenlieder und dazwischen sang die schöne Sibylla. So vergingen die Stunden. Ein paarmal schlug Ussolo vor, man solle nun ein Glas Wein trinken; aber ich rückte nicht heraus damit, sagte ihm, daß er warten müsse, bis zu dem Rastplatze in der Köhlerhütte.
Wir waren um neun Uhr abmarschiert und konnten so bequem gegen drei Uhr morgens in der Hütte sein. Dort wollten wir uns stärken und dann etwas ausstrecken; wir hatten ja unsere Mäntel und für die Sibylla war eine warme Decke da, die Raimondi trug. Dann wollten wir nach ein paar Stunden das letzte Stückchen hinabsteigen ins Cimegotal. Es war kalt genug auf dem Wege, und Ussolo hängte seiner Braut seinen Mantel um. Aber wir waren alle froh und gut gelaunt, und wie wir so zusammen marschierten, hintereinander im Gänsemarsch, oder auch Arm in Arm, wenn der Weg etwas breiter war, kam es uns

vor, als ob die schöne Rose nicht ihm allein gehöre, dem Ussolo, sondern gemeinsam allen drei Brüdern.

Es war ein Uhr vorbei, als wir durch die Schlucht des Bonzol schritten. Raimondi ging voran mit der Laterne, ich war hinter ihm. Dann kam Sibylla und den Schluß machte Ussolo. Plötzlich hörte ich ihn fluchen; er war ausgeglitten und lag auf den Steinen. Aber er sprang gleich wieder auf. Ich wandte mich und sah nach ihm, Sibyllas Laterne beleuchtete ihn hell genug.

»Verdammtes Vieh!« rief er, und ich sah, wie er in dem Lichtschein eine kleine Schlange in der Hand hielt. Er faßte sie am Schwanz und zerschlug ihr den Kopf an den Felsen.

»Hat sie dich gebissen?« fragte das Mädchen ängstlich.

Er lachte und sagte, er habe jedenfalls nichts davon gemerkt. Wir waren alle zu ihm hingetreten und sahen, daß er sich Gesicht und Hände ein wenig zerschunden hatte bei dem Fall. Sibylla reinigte ihn mit ihrem Tuche. Dann nahm er seinen Korb wieder auf und wir gingen weiter; diesmal schritt er hinter Raimondi und ich war der letzte.

Noch keine fünf Minuten waren vergangen, als Ussolo zähneklappernd stehen blieb; er zitterte vor Frost und bat Raimondi, ihm seinen Mantel zu leihen. Er zog den Mantel an und legte noch die Decke, die für Sibylla bestimmt war, über die Schultern, aber es fror ihn immer noch. Ich rief ihm zu, tüchtig auszuschreiten, und das tat er denn auch. Nach einer Weile sah ich, wie er sich mit der Hand an den Felsen stützte, es war, als ob er betrunken wäre. Aber er sagte nichts und so schwieg ich auch, um seine Braut nicht zu erschrecken. Das ging so eine Zeitlang, dann faßte ihn wieder ein Schwindel; er taumelte nach vorne über und wäre lang hingeschlagen, wenn Raimondi ihn nicht gestützt hätte. Er setzte den Korb nieder und hielt sich mühsam an der Felswand aufrecht.

»Was ist dir?« schrie die Sibylla. Er schüttelte den Kopf und versuchte zu lachen.

»Nichts«, sagte er. »Ich weiß nicht –«

Der Feldwebel hielt ihm die Laterne ins Gesicht. Dann griff er seine linke Hand und betrachtete sie genau von beiden Seiten.

»Da, du Esel,« rief er, »natürlich hat sie dich gebissen!« Wir drängten heran und ich bemerkte eine ganz kleine Wunde dicht am Puls; ein Blutströpfchen kam heraus, kaum größer als ein Nadelkopf. Die Hand und das Gelenk waren geschwollen, und schwollen schnell immer mehr an, fast unter unseren Augen.

Raimondi, der einen Samariterkurs durchgemacht hatte, griff schnell in seine Tasche und nahm ein Tuch. Dann fiel sein Blick auf den Rucksack, er steckte das Tuch wieder ein und befahl mir, die Schnüre abzuschneiden. Wir banden die Hand ab, oberhalb der Wunde, und zogen die Schnur zu, so fest es nur gehen mochte, so daß sie ihm tief in die Haut schnitt. Inzwischen taumelte Ussolo hin und her und wir mußten ihn platt auf den Boden legen.
Raimondi sagte: »So, das wäre das erste. Nun müssen wir die Wunde aussaugen.« Sofort warf sich Sibylla über ihren Bräutigam, aber Raimondi riß sie zurück. Er leuchtete ihr ins Gesicht und stieß sie gleich weg: sie habe einen kleinen Sprung in der Lippe, da könne sie sich auch noch vergiften, sagte er. Dann zog er mich heran, hieß mich den Mund aufsperren und suchte mit seiner Laterne. »Du kannst es tun!« rief er.
Ich nahm also Ussolos Hand und sog aus Leibeskräften. Der Speichel lief mir zusammen und ich spie aus zur Seite hin, es war mir, als schmeckte ich das Gift mit der Zunge. Aber es mag wohl nur eine Einbildung gewesen sein. Ich sog, bis mich Raimondi wegriß. »Jetzt muß er trinken«, sagte er. »Je mehr, je besser. Alles was wir haben. Da bleibt das Herz in rascher Tätigkeit.«
Er griff in den Rucksack und entkorkte die erste Flasche. Ich hörte einen leisen Schrei der Sibylla, sie hielt sich fest an meinem Arm. Sie stammelte leise: »O Madonna – Madonna!« Und ich verstand, daß sie zur Mutter Gottes betete und sie bat, ein Wunder zu tun. Ich war so erschreckt und verwirrt, daß ich leise mit ihr betete, und ich weiß heute noch, daß ich in jenem Augenblick wirklich die Hoffnung hatte, das Wasser möchte sich wieder in Wein verwandeln. Aber leider geschehen heute keine Wunder mehr, wie auf der Hochzeit zu Kanaan!
Ussolo setzte die Flasche an die Lippen und trank gierig – aber gleich spie er alles wieder aus. »Wasser!« stöhnte er. Raimondi trank selbst einen Schluck, schüttelte den Kopf und warf die Flasche in die Schlucht. Er glaubte wohl an einen zufälligen Irrtum und öffnete die nächste Flasche. Sibylla zitterte und wagte in ihrer Todesangst kein Wort zu sagen, und ich war auch von meiner Mitschuld so niedergedrückt, daß ich nicht eine Silbe über die Lippen brachte.
Wieder nahm Ussolo einen Schluck und wieder spie er ihn aus. Raimondi nahm die nächste Flasche und schlug ihr den Hals ab,

sah, daß auch diese voll Wasser war und warf sie fort. Nun faßte ich mir ein Herz und sagte, was geschehen wäre. Aber ich sagte, daß ich den schlechten Witz gemacht hätte und sprach kein Wort von Sibylla –– noch heute bin ich froh darüber, daß ich das tat. Raimondi schrie, ich wäre ein Verbrecher; aber Ussolo sagte schwach, daß er wohl wüßte, daß ich es nicht böse gemeint hätte. Er streckte mir die andere Hand hin zum Zeichen der Vergebung, und er sagte, daß es ja nicht so schlimm wäre und daß er wohl bald wieder auf könnte. Ich redete auch und versuchte ihn zu trösten, doch Raimondi riß mich auf und schrie, daß jetzt keine Zeit sei zu schwatzen. Er nahm sein Taschenmesser, steckte die schärfste Klinge in die Flamme der Laterne und befahl mir, meines zu nehmen und ein gleiches zu tun. Als sein Messer glühend heiß war, schnitt er in die Wunde und vergrößerte sie. Dann nahm er mein Messer und ich mußte das andere in die Flamme halten; so wechselte er immer und schnitt und brannte in die Wunde. Der arme Ussolo litt entsetzlich, er versuchte seinen Schmerz zu verbeißen, wie ein guter Soldat; es war jämmerlich, wie wir ihn quälten – so völlig nutzlos. Die Sibylla kniete vor ihm und hielt seinen Kopf, und er stöhnte und knirschte mit den Zähnen.
Endlich war der Feldwebel fertig. Wir sahen ein, daß wir nicht einen Schritt mit ihm weiter konnten, da war es das beste, daß einer von uns nach Cimego lief, um Hilfe zu holen. Ich kannte den Weg nicht, so ging Raimondi; er hoffte, beim Pfarrer Ätzkali und Salmiakgeist zu bekommen. Er nahm seine Laterne und schritt rasch aus, nach einer kurzen Weile war er verschwunden.
Die Stelle, wo wir lagen, war mißlich genug. Rechts stieg die Felswand auf – links fiel die Schlucht ab, nicht gerade steil, aber doch unbequem genug in der Dunkelheit. Der Weg dazwischen war sehr schmal. Ich rollte einen Mantel zusammen und gab ihn Ussolo als Kopfkissen, auf dem andern Mantel lag er. Über ihn breitete ich die Decke und den dritten Mantel. Aber er fror trotzdem; ein Frostschauer schüttelte ihn über den andern. Nach einer Weile begann er nach Atem zu ringen, er schnappte, und es war, als ob die Lungen nur mühsam arbeiten könnten. Er sagte nichts, nur manchmal stöhnte er leise. Die Sibylla kniete vor ihm; auch sie sprach kein Wort, ganz erstarrt schien sie zu sein. So schwatzte ich denn drauf los, sagte ihm, daß ja nun die Quälerei vorüber wäre und daß der Feldwebel bald

kommen werde mit guter Hilfe. Dann wußte ich nichts Rechtes mehr und sagte dasselbe noch einmal -- ich glaube, ich habe es wohl hundertmal gesagt in dieser gottverlassenen Nacht. Aber es war ja auch ganz gleichgültig, was ich sagte, es hörte doch keiner zu von den beiden. Manchmal ließ die Atemnot nach, dann befiel sie ihn wieder; auch die Schwindelanfälle kehrten regelmäßig zurück.

Eine Stunde verrann nach der andern. Die Nacht sank und die Nebel krochen von den Bergen. Es wurde Tag, und der kalte, feuchte Frühwind strich durch die Schlucht. Zuweilen, wenn er ruhig dalag, glaubten wir, daß es besser würde, aber bald überfiel ihn wieder ein kräftiges Zittern; auch bewußtlos war er für Augenblicke. An der Handwurzel hatte er stechende, sehr heftige Schmerzen; die Hand war entsetzlich angeschwollen und die wunde Stelle sah tief blaurot aus. Gegen sechs Uhr morgens bekam er Krämpfe, er hob den Leib hoch und ließ ihn schwer zurückfallen. Dann riß es ihn in den Muskeln, die Finger der gesunden Hand krampften sich und die Beine stießen nach vorne in starken Zuckungen. Wir hielten ihn mit Mühe fest, und er wurde auch wieder ruhiger; aber bald fing die Atemnot von neuem an und mit ihr der Schüttelfrost.

Es wurde acht Uhr; Raimondi mußte längst zurück sein nach meiner Schätzung. Ussolo war um diese Zeit ein wenig stiller geworden und schien zu schlummern; so dachte ich, daß es das beste sei, wenn ich aufbräche, um den Feldwebel zu suchen. Ich sprang also auf und lief den Pfad entlang, der nach Cimego führte, so schnell mich nur meine Beine tragen mochten. Nach einer Stunde etwa kam mir Raimondi entgegen, mit ihm waren der Pfarrer und drei Burschen von Cimego.

»Lebt er noch?« schrie der Feldwebel. Ich nickte und kehrte mit ihnen um. Raimondi sah aus wie ein Wilder, seine schöne Uniform war von oben bis unten voll Schmutz; Gesicht und Hände starrten von Blut und Schweiß. Er war fehlgetreten, abgestürzt und hatte dabei seine Laterne zerschlagen. Nun hatte er im Finstern seinen Weg gesucht, sich verirrt, und erst bei Tagesanbruch gemerkt, daß er in ein falsches Tal geraten war. Er mußte also wieder zurück und fand nur mit Hilfe eines Geißbuben, den er unterwegs traf, den Weg nach Cimego. Dort hatte er gleich den Pfarrer geholt, von der Messe weg, und war dann zurückgelaufen mit den Leuten. Während er mir noch erzählte, hörten wir plötzlich einen wilden, gräßlichen Schrei. Wir erkannten Sibyllas Stimme und rannten nun wie rasend weiter. Raimondi weit voraus, hinter ihm sprang der Pfarrer von Cimego, die schwarze Soutane mit beiden Händen hochhebend. Es war ein braver Mann; konnte er mit seinen Doktormitteln nicht zur rechten Zeit kommen, so hoffte er doch, als Priester nicht zu spät zu sein, um dem Sterbenden die Letzte Ölung zu geben.

Aber es war zu spät für beides. Wie wir herauskamen aus der Schlucht, sahen wir dicht vor uns einen Toten liegen. Sein Gesicht war furchtbar verzerrt, die Augen quollen ihm weit aus den Höhlen. Die rechte Hand war festgekrallt in seinen Mantel, die Beine hoch an den Leib gezogen. Vor ihm stand Sibylla, aufrecht, aber den Leib vornüber gebeugt – so, wie sie jetzt geht und steht. Wir gaben zuerst wenig acht auf sie, beschäftigten uns nur mit Ussolo, rieben ihn, gossen ihm Wein in die offenen Lippen und hielten ihm Äther unter die Nase. Aber wir sahen bald ein, daß alles zu spät war, und daß es aus war mit ihm. Wir breiteten einen Mantel über ihn und wandten uns zu seiner Braut.

Wir fragten sie, wie er gestorben sei, sie gab uns keine Antwort. Wir drängten sie und sahen wohl, daß sie uns verstand; ihre Lippen bewegten sich, aber ihr Mund war stumm; sie hatte die Sprache verloren. Ihre Augen blieben trocken, keine Träne fiel, und nicht einmal mehr in all den Jahren – selbst an seinem Grabe nicht – hat sie weinen können. Der Pfarrer nahm sie in die Arme und versuchte sie aufzurichten; es gelang ihm nicht und er bat mich, ihm zu helfen. Alle halfen wir –– aber sie blieb steif wie sie war – den Oberkörper gerade nach vorne gerichtet. Wir wollten es nicht glauben, faßten sie rauh an und versuchten es mit Gewalt: es war unmöglich.

Was da vorging in diesen letzten zwei Stunden, die Ussolo lebte, das weiß ich bis heute nicht. Ich habe später oft die Sibylla danach gefragt, bat sie, sie möchte es mir aufschreiben. Aber sie schlug die Hände vor das Gesicht, schauderte und schüttelte den Kopf – so gab ich es endlich auf. Schrecklich muß es gewesen sein – das las man auf ihrem Gesicht! Ihre Züge waren verzerrt und starr, es war, als habe sie in die offene Hölle gesehen. Und dieser Schreckensausdruck wich nicht, er blieb; erst mit den Jahren, als ihre Haut runzlig und braun wurde, als sie alterte, weit vor ihrer Zeit, ist der Ausdruck allmählich geschwunden.

Aber der furchtbare Krampf, der ihren Körper brach, gab sich nicht, noch fand sie jemals die Sprache wieder. – Wir machten Bahren und trugen sie und Ussolo nach Cimego – dort liegt er begraben.
Das ist die Geschichte von der schönen Sibylla und ihrem armen Bräutigam.«
Der Gendarm schnaufte und trank drei große Gläser Wein, um seine Rührung zu ersticken. Frank Braun fragte: »Und machte man keinen Versuch, sie zu heilen?«
»Keinen Versuch?« Drenker lachte. »Wir haben alles getan, was wir konnten, Raimondi und ich! – Als wir sie zurücktrugen in ihr Heimatdorf, war ihr Alter betrunken, wie gewöhnlich. Er schrie und schimpfte und hätte sie am liebsten geschlagen in seiner blinden Wut. Da nahm sie Ussolos Mutter auf. Später fuhren wir sie zur Stadt; aber der Arzt sagte, daß er nicht helfen könnte, sie müßte nach Innsbruck – da lag sie Jahr und Tag im Spital. Man quälte sie gehörig mit allen möglichen Mitteln und experimentierte so an ihr herum. Aber es war nichts zu machen und endlich schickte man sie wieder nach Hause – krumm und steif, wie sie war. – Inzwischen war der Vater gestorben – ertrunken im See, als er wieder einmal völlig besoffen war; ihr Erbteil bestand aus Schulden. Sie wohnte dann wieder bei Ussolos Mutter, und haust noch jetzt in der zerfallenen Hütte, obwohl die Alte auch schon lange tot ist. – Sie braucht ja nicht viel, und die paar Kreuzer bettelt sie auf der Landstraße zusammen an den Posttagen. – Sie ist eine krumme, alte, häßliche Bettlerin geworden, aber solange Aloys Drenker lebt, wird er gut zu ihr sein.«

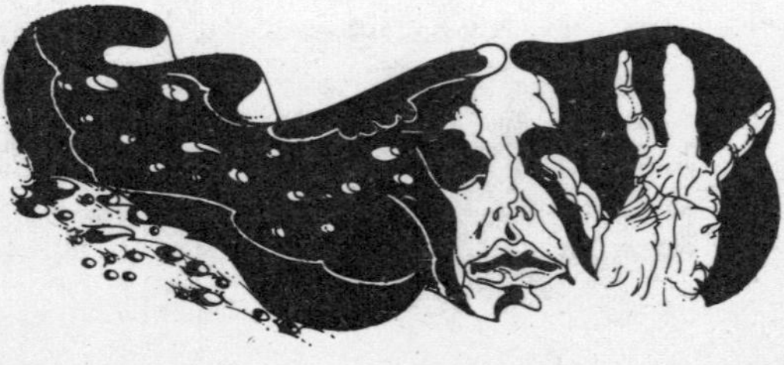

Der Spielkasten

An diesem Abend wartete ich lange genug auf Edgard Widerhold. Ich lag im Longchair, der Boy bewegte hinter mir langsam den Fächer. Der Alte hat indische Boys, die ihm gefolgt sind hierher vor mancher Zeit. Und deren Söhne und Enkel. Seine Boys sind gut erzogen; sie wissen, wie man uns bedienen soll.

»Geh, Dewla, sag deinem Herrn, daß ich warte.«

»Atja Sahib.« Lautlos glitt er weg. Ich lag auf der Terrasse, träumte hinaus auf den Hellen Strom. Seit einer Stunde waren die wochenalten Wolken zerflossen, seit einer Stunde fiel kein lauer Regen mehr. Und die Abendsonne warf breite Streifen in die violetten Nebel von Tonkin.

Unten schaukelten die Dschunken, erwachten wieder zum Leben. Die Leute krochen heraus; mit runden Schaufeln, Wischlappen und Tamarindenbesen warfen sie das Wasser heraus, trockneten und reinigten den Sampan. Aber keines sprach; still, unhörbar fast arbeiteten sie; kaum drang ein kleinstes Geräusch herauf zu den Blättern und Ranken. Eine große Dschunke fuhr vorbei, dicht besetzt mit Legionären. Ich winkte den Offizieren, die im Sampan lagen; sie dankten wehmütig. Hätten wohl auch lieber bei mir gesessen auf der breiten Veranda von Edgard Widerholds mächtigem Bungalow, als da hinaufzufahren, tagelang, wochenlang durch den heißen Regen, hinauf zu ihrer elenden Station. – Ich zählte – wenigstens fünfzig Legionäre waren auf der Dschunke. Gewiß ein paar Irländer und Spanier, Vlamen und Schweizer –– und der Rest: Deutsche. Wer mag dabei sein? Keine Wassertrinker, aber Jungen, an denen Tilly und der tolle Christian seine Freude gehabt. Sicher sind Brandstifter darunter, Räuber und Mörder – was will man besseres zu solchem Krieg? Die verstehen ihr Handwerk, das mag man glauben. Und dann die, die von oben kommen, die, die verschwinden aus der Gesellschaft, untertauchen in die trüben Fluten der Legion. Pfarrer und Professoren,

Hochadel und Offiziere. Fiel doch ein Bischof beim Sturm auf Aïn-Souf und wie lange ist's her, daß ein deutsches Kriegsschiff von Algier die Leiche eines anderen Legionärs abholte und ihr alle Ehren erwies – eines königlichen Prinzen?

Ich beuge mich über die Brüstung: »Vive la Légion!« Und sie rufen zurück, brüllen laut aus schleimigen Trinkerkehlen: »Vive la Légion! Vive la Légion!« Sie haben ihr Vaterland verloren und die Familie, Haus, Heim, Ehre und Geld. Haben nur ein einziges, das das alles ersetzen soll: Korpsgeist –– Vive la Légion!

Oh, ich kenne sie. Trinker und Spieler, Beschützer von Dirnen, Deserteure, aus allen Lagern entwichen. Anarchisten alle – die nicht wissen, was Anarchismus ist, die sich empörten und flohen vor einem Zwang, der unerträglich war. Verbrecher halb und halb Kinder, kleine Hirne und große Herzen –– echte Soldaten. Landsknechte mit dem rechten Instinkt, daß Plündern und Schänden eine gute Sache sei und ihr ehrlich Handwerk – denn zum Totschlagen sind sie geworben, und wer das Große darf, dem ist auch das Kleine erlaubt. Abenteurer, die zu spät in diese Welt kamen, diese Welt von heute, die Individuen verlangt, stark genug, ihre eigenen Wege zu schlagen. Ein jeder von ihnen war zu schwach dazu, brach zusammen mitten im Dickicht, kam nicht weiter. Vom breiten Weg riß ihn längst ein flackernd Irrlicht, und den eigenen Weg konnte er nicht gehen –– irgendwo fehlte es, er weiß nicht wo. Jeder ist gescheitert, eine elende, hilflose Planke. Aber sie finden sich, schließen sich, bilden ein großes, stolzes Schiff: Vive la Légion! Sie ist Mutter und Heimat, und Ehre und Vaterland. Hör doch, wie sie schreien: »Vive, vive la Légion!«

Die Dschunke zieht hinaus in den Abend, nach Westen zu, wo in der zweiten Biegung der Rote Fluß sich wälzt in den Hellen Strom. Dort verschwindet sie, lenkt tief in die Nebel, weit hinein in dieses Land der violetten Gifte. Aber sie fürchten nichts, diese blonden, bärtigen Männer, nicht Fieber und nicht Ruhr und noch weniger die gelben Rebellen: sie haben ja Alkohol genug und Opium und ihre guten Lebelbüchsen – was braucht man mehr? Vierzig gehen drauf von den fünfzig, aber wer wiederkehrt, nimmt doch einen neuen Vertrag: um den Ruhm der Legion, nicht um den Frankreichs.

–– Edgard Widerhold kam auf die Veranda.

»Sind sie vorbei?« fragte er.

»Wer?«
»Die Legionäre!« Er ging an die Brüstung und schaute auf den Fluß. »Gott sei Dank, sie sind fort. Mag sie der Teufel holen; ich kann sie nicht sehen.«
»So?« machte ich. Ich kannte natürlich, wie jedermann im Lande, das eigentümliche Verhältnis, in dem der Alte zu der Legion stand, ich wollte versuchen, hinter die Gründe zu kommen. Deshalb spielte ich den Erstaunten. »So? Und doch schwärmt die ganze Legion für Sie! Es war ein Kapitän der II. Legion, der mir vor Jahren schon in Porquerolles von Ihnen erzählte: wenn ich je zum Hellen Strom käme, müßte ich Edgard Widerhold besuchen.«
»Das war Karl Hauser aus Mühlhausen.«
»Nein, es war Dufresnes.«
Der Alte seufzte: »Dufresnes, der Auvergnate! Er hat manches Glas Burgunder hier getrunken.«
»Wie alle anderen, nicht wahr? Bis vor acht Jahren plötzlich das Haus, das man ›Le Bungalow de la Légion‹ nannte, seine Pforten sperrte und Herr Edgard Widerhold, le bon Papa de la Légion, seinen Versorgungsplatz in Edgardhafen errichtete.«
Das war der kleine Hafenplatz von Widerholds Farm, zwei Stunden weiter unten am Flusse. Der Alte hatte es durchgesetzt, daß sogar der Poststempel »Edgardhafen« druckte und nicht »Port d'Edgard«. – Sein Haus war der Legion verschlossen seit dieser Zeit, aber nicht sein Herz und seine Gastfreundschaft. Jede Dschunke der Legion, die vorbeikam, hielt in Edgardhafen und der Verwalter brachte ein paar Körbe Wein an Bord für Offiziere und Mannschaft. Stets lag eine Visitenkarte des Alten dabei: Herr Edgard Widerhold bedauert sehr, die Herren Offiziere diesmal nicht empfangen zu können. Er bittet beifolgende Gabe freundlichst annehmen zu wollen und trinkt selbst auf das Wohl der Legion. Und stets antwortete der Kommandant, er danke für die freundliche Gabe und hoffe, bei der Rückkehr seinen Dank dem Spender persönlich aussprechen zu können. Aber es kam nie mehr dazu, die Tür des weiten Hauses am Hellen Strom blieb der Legion verschlossen. Ein paarmal kamen Offiziere noch hin, alte Freunde, von deren trinkfrohen Stimmen oft genug die Räume gehallt hatten. Die Boys führten sie auf die Veranda, setzten ihnen die besten Weine vor – aber der Alte kam nicht zum Vorschein. So blieben sie weg; die Legion gewöhnte sich langsam an das neue Verhältnis. Schon wa-

ren so manche da, die ihn nie gesehen hatten, die nur wußten: in Edgardhafen hält man, nimmt Wein an Bord und trinkt auf das Wohl eines verrückten alten Deutschen. Jeder freute sich auf diese einzige Unterbrechung der trostlosen Regenfahrt auf dem Hellen Flusse und Edgard Widerhold war in der Legion nicht weniger beliebt als früher.
Als ich zu ihm kam, war ich der erste Deutsche, den er in Jahren gesprochen. Gesehen – o gesehen hatte er wohl manche da unten im Flusse. Ich bin überzeugt, daß der Alte hinter irgendeiner Gardine steckt und hinausschaut, jedesmal wenn eine Dschunke der Legion vorbeifährt. Aber mit mir *sprach* er wieder deutsch. Ich denke, das ist der Grund, weshalb er mich festhält, immer etwas neues erfindet, um meine Abreise hinauszuschieben.
Der Alte ist keiner, der Hurra schreit. Er schimpft auf das Reich wie ein Rohrspatz. Uralt ist er, aber wenn er in Berlin lebte, müßte er zehnmal so alt werden, um all die Zeit abbrummen zu können, die ihm allein seine Majestätsbeleidigungen eintrügen. Auf Bismarck schimpfte er, weil er Sachsen leben ließ und Böhmen nicht einsteckte, und auf den dritten Kaiser, weil er sich Helgoland aufschwätzen ließ für das ostafrikanische Reich. – Und Holland! Wir müssen Holland haben, wenn wir leben wollen, Holland und seine Sundainseln. Das muß sein, es geht nicht anders; wir krepieren, wenn's nicht gemacht wird. Dann natürlich die Adria! Österreich ist ein ausgerechneter Blödsinn, eine Afferei, die jede anständige Landkarte blamiert. Uns gehören seine deutschen Länder, und da wir uns nicht die Tür vor der Nase zumachen lassen können, müssen wir auch die slavischen Brocken haben, die uns das Mittelmeer versperren, Krain und Istrien. »Hol mich der Teufel«, schreit er, »ich weiß, daß wir da Läuse in den Pelz bekommen! Aber besser ein Pelz mit Läusen, als totfrieren – ohne Pelz!« – Heute schon fährt er unter schwarz-weiß-roter Flagge vom deutschen Triest zum deutschen Batavia.
Dann frage ich: »Und die Herren Engländer?«
»Die Engländer?« schreit er. »Die Engländer halten das Maul, wenn man sie draufschlägt!«
Er liebt Frankreich und gönnt ihm den breiten Platz an der Sonne; aber die Engländer haßt er.
Das ist so mit ihm. Wenn ein Deutscher Gift und Galle spuckt über Kaiser und Reich, freut er sich und schimpft mit. Wenn

ein Franzose Witze macht über uns, so lacht er, doch er revanchiert sich gleich und erzählt die neuesten Dummheiten des Gouverneurs in Saigon. Wenn aber ein Engländer es wagt, über unseren albernsten Konsul die harmloseste Bemerkung zu machen, wird er wütend. Das war der Grund, weshalb er einst weg mußte von Indien. Ich weiß nicht, was der englische Oberst sagte, aber ich weiß, daß Edgard Widerhold die Reitpeitsche nahm und ihm ein Auge ausschlug. Das ist nun schon vierzig Jahre her; es kann auch fünfzig sein oder sechzig. Er floh damals, ging nach Tonkin und saß auf seiner Farm, lange ehe die Franzosen ins Land kamen. Da hißte er die Trikolore am Hellen Strom, traurig, daß nicht die schwarzweißrote Flagge vom Mast wehte, aber doch froh, daß es wenigstens nicht der Union Jack war.

Kein Mensch weiß, wie alt er eigentlich ist. Wen die Tropen nicht fressen, mitten im jungen Leben, den dörren sie aus. Machen ihn wetterhart und fest, schaffen ihm einen Panzer aus gelbem Leder, der aller Fäulnis trotzt. So war Edgard Widerhold. Ein achtziger, ein neunziger vielleicht, aber er saß täglich sechs Stunden im Sattel. Das Haar war weiß, aber der lange spitze Bart hielt seine gelbgraue Farbe. Lang und schmal war sein Gesicht, lang und schmal seine Hände, und jeden Finger bewehrten große gelbe Nägel. Länger als ein Streichholz, hart wie Stahl, scharf und gebogen wie Raubtierkrallen.

Ich reichte ihm meine Zigaretten. Ich rauchte sie längst nicht mehr, sie waren schlecht geworden von der Seeluft. Aber ihm schmeckten sie – deutsche Marke.

»Wollen Sie mir nicht erzählen, weshalb die Legion verbannt wurde von Ihrem Bungalow?« Der Alte ging nicht weg von der Brüstung. »Nein!« sagte er. Dann klatschte er in die Hände: »Bana! Dewla! – Wein, Gläser!« Die Boys richteten den Tisch, er setzte sich zu mir, schob mir die Zeitungen hinüber. »Da«, fuhr er fort, »haben Sie die Post schon gelesen? Die Deutschen haben das Automobilrennen in Dieppe gewonnen. Benz und Mercedes, oder wie die Wagen heißen. Zeppelin ist fertig mit seinem Ballon – fährt spazieren über Deutschland und die Schweiz, wohin er will! – Da sehen Sie die letzte Seite an, Schachtournier in Ostende. Wer hat den Preis? Ein Deutscher! – Wirklich, es wäre ein Genuß, die Blätter zu lesen, wenn sie nur nicht von den Berliner Herrschaften berichten müßten. Lesen Sie, es ist ja himmelschreiend, welche –«

Aber ich unterbrach ihn. Ich hatte gar keine Lust zuzuhören »welche Dummheiten diese ungeheueren Schafsköpfe wieder angestellt hatten«. Ich trank ihm zu: »Prosit! – Morgen muß ich fort.«
Der Alte schob sein Glas fort. »Was – morgen?«
»Ja, Leutnant Schlumberger kommt vorbei mit einem Teil des dritten Bataillons. Er kann mich mitnehmen.«
Er schlug mit der Faust auf den Tisch: »Das ist eine Gemeinheit!«
»Was?«
»Daß Sie morgen fort wollen, zum Teufel! Eine Gemeinheit ist es.«
»Na, ich kann doch nicht ewig hierbleiben«, lachte ich. »Am Dienstag werden's zwei Monate –«
»Das ist's ja gerade! Jetzt habe ich mich schon an Sie gewöhnt. Wenn Sie nach einer Stunde weggeritten wären, wär's mir gleichgültig gewesen.«
Aber ich gab nicht nach. Herrgott, er habe doch oft genug Gäste hier gehabt, und scheiden sehen, einen um den anderen. Bis eben neue kämen –
Da fuhr er auf. Früher, ja früher hätte er nicht den Finger darum gerührt, mich länger zu halten. Aber jetzt, wer käme denn jetzt? Zwei im Jahre und alle fünf Jahre ein Deutscher! Seit er die gottverdammten Legionäre nicht mehr sehen könne –
Da hatte ich ihn wieder. Und ich sagte ihm, daß ich noch acht Tage bleiben wolle, wenn er mir die Geschichte erzähle, warum –
Das war nun wieder eine Gemeinheit. Was –– ein deutscher Dichter handele seine Ware ein, wie ein Kaufmann?
Ich ging darauf ein. »Roherzeugnis«, sagte ich. »Hammelwolle vom Bauer. Aber wir spinnen die Fäden und weben bunte Teppiche.«
Das gefiel ihm, er lachte. »Um drei Wochen will ich die Geschichte verkaufen!«
Ich habe handeln gelernt in Neapel. Drei Wochen für eine Geschichte – das sei ein ganz ungeheurer Preis. Und ich kaufe ja die Katze im Sack und wisse gar nicht, ob ich den Kram überhaupt gebrauchen könnte. Auch bekäme ich höchstens zweihundert Mark dafür und wäre nun schon zwei Monate hier und solle noch drei Wochen bleiben – dabei hätte ich noch keine

Zeile geschrieben. Meine Arbeit müsse doch auch bezahlt werden, und ich komme sowieso nicht auf meine Kosten, er ruiniere mich und --

Aber der Alte wahrte seinen Vorteil. »Am siebenundzwanzigsten ist mein Geburtstag«, sagte er, »da mag ich nicht allein sein. Also achtzehn Tage – das ist das äußerste! Drunter gebe ich die Geschichte nicht ab.«

»Meinetwegen«, seufzte ich, »abgemacht!«

Der Alte streckte mir die Hand hin. »Bana«, rief er, »Bana! Nimm den Wein fort, räum die Gläser ab. Bring Kelche und hol uns Champagner.«

»Atja, Sahib, atja.«

»Und du, Dewla, hol den Kasten Hong-Doks und die Spielmarken.«

Der Boy brachte den Kasten, stellte ihn auf einen Wink seines Herrn vor mich hin, drückte auf eine Feder, daß der Deckel aufsprang. Es war ein großer Kasten aus Sandelholz, dessen feiner Duft im Augenblick die Luft erfüllte. Das Holz war eingelegt mit kleinsten Blättchen Perlmutter und Elfenbein, die Seiten zeigten in dichtem Blattwerk Elefanten, Krokodile und Tiger. Aber der Deckel trug eine Darstellung der Kreuzigung; ein alter Druck mochte als Vorlage gedient haben. Nur war der Heiland bartlos, hatte ein rundes, fast volles Gesicht, das doch einen Ausdruck entsetzlichster Qualen hatte. Der Stich an der linken Seite fehlte, auch das Kreuz; dieser Christus schien auf einem flachen Brett gekreuzigt. Die Tafel zu seinen Häupten zeigte nicht die Buchstaben: I.N.R.I., sondern die anderen: K.V.K.S.II.C.L.E.

Diese Darstellung des Gekreuzigten war von einer unheimlichen Natürlichkeit; sie erinnerte mich unwillkürlich an Matthias Grunewalds Bild, trotzdem sie nicht das geringste mit dem gemeinsam hatte. Die innerste Auffassung war vielmehr eine grundverschiedene: diesem Künstler schien nicht das ungeheuere Mitgefühl und Miterleben die Kraft zu der bis ins Äußerste gehenden Wahrscheinlichkeit des Grauenhaften gegeben zu haben, sondern vielmehr ein leidenschaftlicher Haß, ein wollüstiges Sich-Versenken in die Qualen des Dulders.

Die Arbeit war mit unsäglicher Mühe gefertigt: das herrliche Meisterwerk eines großen Künstlers.

Der Alte sah meine Begeisterung. »Es gehört Ihnen«, sagte er ruhig.

Ich faßte den Kasten mit beiden Händen. »Das wollen Sie mir schenken –«
Er lachte. »Schenken – nein! Aber ich habe Ihnen meine Geschichte verkauft und der Kasten da – ist meine Geschichte.«
Ich wühlte in den Spielmarken. Runde, dreieckige und rechtekkige Perlmutterplatten von einem tiefen metallischen Glanze. Jede einzelne trug auf jeder Seite ein kleines Bild, ausgeschnitten in den großen, ziseliert in den feinen Linien.
»Wollen Sie mir den Kommentar geben?« fragte ich.
»Da spielen Sie ja mit dem Kommentar! Wenn Sie die Marken hübsch ordnen, und nach der Reihe legen, so können Sie meine Geschichte lesen wie in einem Buch. Aber nun klappen Sie den Deckel zu und hören Sie. – Schenk ein, Dewla.«
Der Boy füllte die Kelche und wir tranken. Er stopfte die kurze Pfeife seines Herrn, reichte sie ihm und brannte sie an.
Der Alte zog und stieß den scharfen Rauch weit von sich. Dann lehnte er sich zurück und winkte den Boys, die Fächer zu nehmen.
»Sehen Sie«, begann er, »das ist schon richtig, was Ihnen Hauptmann Dufresnes erzählt hat, oder wer es sonst war. Dies Haus hat es wohl verdient, der Bungalow der Legion genannt zu werden. Hier tranken die Offiziere – und die Leute unten im Garten; oft genug lud ich sie auch auf die Veranda ein. Sie wissen, daß die Franzosen unsre lächerlichen Standesunterschiede nicht kennen, außer Dienst ist jeder Gemeine so gut wie sein General. Und das gilt erst recht in den Kolonien, und noch mehr in der Legion, wo mancher Vorgesetzte ein Bauer und mancher Gemeine ein Gentleman ist. Ich ging hinunter, trank mit den Mannschaften im Garten und wer mir gefiel, den ließ ich nach oben kommen. Glauben Sie mir, ich habe manch seltsamen Kauz da getroffen, manch ausgemachten Teufel und manches Kind, das sich nach Mutters schützendem Rock sehnte. Das war mein großes Museum, die Legion, mein dickes Buch, das mir immer neue Märchen und Abenteuer erzählte.
Denn die Jungens erzählten mir, sie waren froh, wenn sie mich allein erwischten, um mir ihr Herz auszuschütten. Sehen Sie, es ist wirklich wahr, daß mich die Legionäre liebten, nicht nur wegen des Weines und der paar Tage Ruhe, die sie hier hatten. Sie kennen die Leute, Sie wissen, daß ein jeder das, was er sieht, als sein gutes Eigentum betrachtet; daß kein Offizier und kein Gemeiner das geringste liegen lassen darf, ohne daß es im

Handumdrehen verschwunden ist. Nun gut, in über zwanzig Jahren hat nur ein einziges Mal ein Legionär etwas bei mir gestohlen, und seine Kameraden hätten ihn totgeschlagen, wenn ich nicht selbst für ihn gebeten hätte. Sie glauben das nicht? – Ich würde es auch nicht glauben, wenn mir's ein anderer erzählte und doch ist's buchstäblich wahr. – Die Leute liebten mich und sie taten das, weil sie wohl fühlten, daß ich sie liebte. Wie das kam? Herrgott, so mit der Zeit. Keine Frau, kein Kind und allein hier draußen durch all die Jahre. – Die Legion – das war doch das einzige, das mir Deutschland wiedergab, das mir den Hellen Strom deutsch machte, trotz der Trikolore.

Ich weiß, daß die anständigen Bürger im Reich die Legion den letzten Abschaum und Auswurf der Nation nennen. Zuchthausfutter, nur wert, daß es zugrunde gehe. Aber dieser Abschaum, den Deutschland verächtlich an meine Ufer spie, dieser Auswurf, zu nichts mehr gut in dem schön geregelten Heimatherd, trug Schlacken so seltener Farbe, daß mein Herz lachte vor Freude. Schlacken! Nicht einen Heller sind sie wert für den Juwelier, der schwere Brillanten in dicken Ringen an Metzgermeister verkauft. Aber das Kind sammelt sie am Strand. Das Kind und alte Narren wie ich, und verrückte Dichter wie Sie, die beides sind: Kinder und Narren! Für uns haben diese Schlacken einen Wert, und wir wollen gar nicht, daß sie zugrunde gehen.

Aber sie gehen zugrunde. Ganz sicher, eines um das andere. – Und die Art, wie sie zugrunde gehen, jämmerlich, elend, qualvoll, das ist es, was nicht zu ertragen ist. Eine Mutter mag ihre Kinder sterben sehen, zwei oder drei. Sie sitzt da, die Hände im Schoß und kann ihnen nicht helfen, kann nicht. Aber es geht vorbei und einmal wird sie den Schmerz verwinden. Ich aber – der Vater der Legion – sah tausend Kinder sterben, jeden Monat, jede Woche fast starben sie weg. Und ich konnte nicht helfen, keine Schlacken mehr sammeln: ich kann meine Kinder nicht mehr sterben sehen.

Und wie starben sie. Damals waren die Franzosen noch nicht so tief im Land wie heute. Nur drei Tagesreisen weit den Roten Fluß hinauf befand sich die letzte Station, in Edgardhafen selbst und rund herum lagen gefährdete Posten. Ruhr und Typhus waren selbstverständlich in diesen feuchten Lagern, daneben hier und da die Tropenanämie. Sie kennen diese Krankheit, wissen, wie man an ihr stirbt. Ein ganz kleines leichtes Fieber, das kaum den Puls schneller schlagen macht, Tag und Nacht. Man will nicht mehr essen, man wird launenhaft wie eine schöne Frau. Nur schlafen, schlafen will man – bis schließlich langsam das Ende naht, das man gerne kommen sieht, um endlich einmal ausschlafen zu können. Die an Anämie starben, zogen das große Los, die und die anderen, die im Kampf fielen. Gott, es ist gewiß kein Vergnügen, an einem vergifteten Pfeil zu sterben, aber es geht doch schnell, in wenigen Stunden. Aber wie viele starben so – kaum einer von Tausend. Und das Glück, das sie hatten, mußten die anderen bitter genug bezahlen, die gelegentlich lebend den gelben Schweinehunden in die Hände fielen. Da war Karl Mattis, desertierter Deutzer Kürassier, Korporal der ersten Kompagnie, ein Prachtjunge, der vor keiner tollsten Gefahr zurückschreckte. Als die Station Gambetta von tausendfacher Übermacht angegriffen wurde, übernahm er es, mit zwei anderen, sich durchzuschleichen und die Nachricht nach Edgardhafen zu bringen. In der Nacht wurden sie angegriffen, einer wurde getötet. Mattis erhielt einen Schuß ins Knie. Da schickte er seinen Kameraden weiter und deckte gegen dreihundert Schwarzflaggen zwei Stunden lang dessen Flucht. Endlich fingen sie ihn, schnürten ihm Hände und Beine zusammen und banden ihn an einen Baumstamm, dort drüben an dem seichten Ufer des Stroms. Drei Tage hat er da gelegen, bis ihn die Krokodile fraßen, langsam, Stück für Stück, und doch mitleidiger als ihre zweibeinigen Landsleute. Ein halbes Jahr später fingen sie Hendrik Oldenkott aus Maastricht, einen Hünen von sieben Fuß, dessen unglaubliche Kraft sein Verderben wurde: er hatte im schweren Rausch mit der blanken Faust den eigenen Bruder erschlagen. Die Legion konnte ihn vor dem Zuchthaus retten, aber nicht vor den Richtern, die er hier fand. Unten im Garten haben wir ihn gefunden, noch lebend: sie hatten ihm den Leib aufgeschnitten, die Eingeweide herausgenommen, die Bauchhöhle mit Ratten angefüllt und kunstgerecht wieder zugenäht. Dem Leutnant Heudelimont und zwei Gemeinen stachen sie mit glühenden Nadeln die Augen aus, halb verhungert fand man sie im Wald; dem Sergeanten Jakob Bieberich hackten sie die Füße ab und ließen ihn dann Mazeppa spielen auf einem toten Krokodil. Bei Edgardhafen fischten wir ihn aus dem Flusse, drei Wochen noch hat sich der arme Kerl im Spital quälen müssen, ehe er starb.

Ist Ihnen die Liste lang genug? Ich kann sie fortsetzen, Namen an Namen reihen. Man weint nicht mehr hier draußen – aber hätte ich um jeden ein paar Tränen vergossen, sie würden ein Faß füllen, größer als eines in meinem Keller. Und die Geschichte da, die der Spielkasten birgt, ist nur das allerletzte Tränentröpflein, das das randvolle Faß zum Überlaufen brachte.«

Der Alte zog den Kasten zu sich herüber und öffnete ihn. Er suchte mit den langen Nägeln in den Spielmarken, nahm eine und reichte sie mir. »Da, sehen Sie, das ist der Held!«

Die runde Perlmuttermarke zeigte das Bild eines Legionärs in seiner Uniform. Das volle Gesicht des Soldaten hatte eine frappierende Ähnlichkeit mit dem Christusbild des Deckels; die Rückseite der Marke trug dieselbe Inschrift, die sich zu Häupten des Gekreuzigten befand: K.V.K.S.II.C.L.E.

Ich las: »K. von K., Soldat zweiter Classe der Légion Etrangère.«

»Richtig!« sagte der Alte. »Das ist er! Karl von Kö –« Er unterbrach sich: »Nein, lassen wir den Namen. Übrigens können Sie ihn in einer alten Marinerangliste leicht finden. Er war Seekadett, ehe er hierher kam. Er mußte den Dienst quittieren und das Vaterland zugleich; ich glaube, es war der alberne Paragraph 132 des Strafgesetzbuches, der ihm das Genick brach: Amtsanmaßung. Der blutjunge Bengel hatte mit einem ihm befreundeten Studenten eine sehr ausgedehnte Bierreise gemacht, dabei einen wackeren Schutzmann getroffen und unter den Tisch getrunken. Man knobelte, wer nun Schutzmann spielen dürfe – der Seekadett gewann, zog dem Trunkenen die Uniform aus und sich selbst an. Dann stürmte er auf die stillen Gassen und verhaftete drauflos, was noch so herumschlich im nächtlichen Kiel. Inzwischen war in der Schenke der biedere Beamte mit Hilfe von vielen über ihn entleerten Kannen eiskalten Wassers wieder halbwegs wach geworden; er zog der Not gehorchend die Seemannsuniform an und versuchte sich still nachhause zu verdrücken. Was ihm freilich gründlich mißlang: der jüngste Jünger der christlichen Seefahrt erwischte ihn, verhaftete ihn und schleppte ihn mit großem Hallo auf die Polizeiwache, wo sich der in die Enge getriebene Schutzmann mittels der im Rock steckenden Papiere auswies als – der Seekadett. Sie mögen sich, Doktor, den weiteren Verlauf dieser schönen Geschichte von dem Seekadetten, der sich selber verhaftete, allein ausmalen – die gute Stadt Kiel lachte drei Tage

lang darüber. Das Ende war ein recht betrübliches: Der Seekadett erhielt eine böse Anklage wegen Amtsanmaßung und durfte seine hübsche Uniform für immer ausziehn. Er wartete die Verhandlung nicht erst ab, floh weit weg vor dem glorreichen Paragraphen 132 des Strafgesetzbuches. Kein Paragraph in dem Buch ist zu dumm, um nicht für die Legion zu werben.
Ach, ein Kerl wie Samt und Seide war er, der Seekadett! Alle nannten ihn so, Kameraden und Vorgesetzte. Ein desparater Junge, der wußte, daß sein Leben verspielt war, und nun einen Sport daraus machte, immer »va banque« zu spielen. In Algier hat er allein einen Korsar verteidigt; als alle Chargen gefallen waren, nahm er das Kommando über zehn Legionäre und ein paar Dutzend Goumiers, hielt das Loch, bis nach Wochen Ersatz kam. Damals erhielt er zum erstenmal die Tressen; dreimal bekam er sie und verlor sie bald darauf wieder. Das ist so üblich in der Legion: heute Sergeant, morgen wieder Gemeiner. So lange sie draußen sind, geht's gut, aber diese ungebundene Freiheit kann keine Stadtluft vertragen, irgendein wüster Streich ist im Augenblick ausgefressen. Der Seekadett war es auch, der im Roten Meer dem General Barry nachsprang, als er auf der Gangway ausglitt und ins Wasser fiel. Unter dem Jubel der Mannschaft fischte er ihn heraus, unbekümmert um die riesigen Haifische –
Seine Fehler? Er trank –– wie alle Legionäre. Und wie alle war er hinter den Weibern her und vergaß dabei manchmal, erst hübsch um Erlaubnis zu fragen. Und dann – nun ja, er behandelte die Eingeborenen noch ein gut Teil mehr en canailles als durchaus notwendig ist. Aber sonst ein prächtiger Junge, dem kein Apfel zu hoch hing. Gescheit war er; in ein paar Monaten sprach er besser das Kauderwelsch der gelben Bande, als ich in all der Zeit, die ich nun schon auf meinem Bungalow sitze. Und die Manieren, die er in der Kinderstube gelernt, hatte er selbst in der Legion nicht vergessen. Seine Kameraden meinten, ich habe einen Narren an ihm gefressen. Na, so schlimm war es nicht, aber gut leiden mochte ich ihn, und er stand mir auch wohl näher als die anderen. Ein Jahr lang war er in Edgardhafen und kam oft genug zu mir her; ein mächtiges Loch hat er in meinen Weinkeller getrunken. Der sagte nicht »Danke« beim vierten Glase schon – wie Sie es machen! So trinken Sie doch. – Bana, schenk ein!

Dann kam er nach Fort Valmy, das war damals die äußerste Station. Vier Tage fährt man mit der Dschunke hinauf, kriecht durch die ewigen Windungen des Roten Flusses. Aber in der Luftlinie ist es gar nicht so weit, auf meiner australischen Stute will ich in achtzehn Stunden hinreiten. Nun kam er selten genug hierher; aber ich sah ihn doch bisweilen, da ich manchmal hinritt, einen anderen Freund zu besuchen. Das war Hong–Dok, der Verfertiger dieses Kastens.
Sie lächeln? Hong–Dok – mein Freund? Aber er war es. Glauben Sie mir, Sie finden hier Leute, die Ihresgleichen sind, wenige, ganz wenige freilich. Aber er war einer, Hong-Dok. War mehr vielleicht.
Fort Valmy – wir wollen einmal hinreiten; jetzt liegen Marsouins da, nicht mehr Legionäre. Es ist eine uralte, unglaublich schmutzige Stadt; die kleine Feste der Franzosen überragt sie auf einem Hügel am Flusse. Enge, kotige Gassen, jämmerliche, elende Häuser. Aber das ist die Stadt von heute. Früher, vor manchen Jahrhunderten muß es einmal eine große, schöne Stadt gewesen sein, bis die Schwarzflaggen von Norden kamen und es zerstörten, diese verdammten Schwarzflaggen, die uns immer noch so viel zu schaffen machen. Der Trümmerhaufen rings um die Stadt ist sechsmal so groß wie diese selbst; wer heute da bauen will, hat die Steine umsonst. Aber mitten in diesen jämmerlichen Ruinen stand, dicht am Fluß, ein großes, altes Gebäude, ein Palast beinahe: das Haus Hong-Doks. Es stand da seit undenklicher Zeit, auch die Schwarzflaggen haben es verschont aus irgendwelcher religiösen Scheu.
Dort wohnten die Herrscher dieses Landes, die Vorfahren Hong-Doks. Hundert Ahnen hat er und noch hundert und wieder hundert, mehr als alle Herrscherhäuser Europas zusammen – doch er kannte sie alle. Wußte ihre Namen, wußte, was sie taten. Fürsten und Kaiser waren sie, aber Hong-Dok war Holzschnitzer, wie sein Vater und sein Großvater und Urgroßvater. Denn die Schwarzflaggen ließen wohl das Haus stehen, aber nichts sonst, und die Herrscher wurden so bettelarm, wie ihre letzten Untertanen. So verfiel das alte Steinhaus unter den rotblühenden Hibiskusbüschen.
Bis es wieder ein neuer Glanz erhellte, als die Franzosen kamen. Denn Hong-Doks Vater hatte die Geschichte seines Landes nicht vergessen, wie alle die, die seine Untertanen sein sollten. Und da die Weißen Besitz ergriffen von diesem Land, war er

der erste, der sie begrüßte am Roten Flusse. Er hat den Franzosen außerordentliche Dienste geleistet, und zum Dank gab man ihm Land und Vieh, setzte ihm einen Sold aus und machte ihn zu einer Art Zivilpräfekt über die Stadt. Das war das letzte kleine Glück des uralten Hauses – heute liegt es in Trümmern, wie seine Umgebung. Die Legionäre haben es zerschlagen und keinen Stein auf dem anderen gelassen; sie haben an ihm den Seekadetten gerächt, da ihnen der Mörder entflohen war. Hong-Dok, mein guter Freund, der war sein Mörder. Hier ist sein Bild.«

Der Alte reichte mir wieder eine Spielmarke. Sie trug auf der einen Seite in lateinischen Lettern den Namen Hong-Doks, auf der anderen Seite das Bild eines Eingeborenen der vornehmen Kaste in Landestracht. Aber die Ausführung war flüchtig und ungenau, nicht entfernt zu vergleichen mit der feinen Arbeit der ersten Marke.

Edgard Widerhold las auf meinem Gesicht. »Ja, sie ist nichts wert, diese Marke, die einzige unter allen. Seltsam, als ob Hong-Dok es verschmäht hätte, seiner eigenen Person auch nur das geringste Interesse zuzuwenden. Aber sehen Sie sich dieses kleine Kunstwerk an.«

Er knipste mir mit der Kralle seines Zeigefingers eine andere Perlmutterplatte zu. Sie zeigte das Bild einer jungen Frau, die auch für unser Gefühl schön war; sie stand vor einem Hibiskusbusch, die linke Hand hielt einen kleinen Fächer. Es war eine Meisterarbeit von unerhörter Vollendung. Wieder trug die Rückseite den Namen des Modelles: *Ot-Chen.*

»Das ist die dritte Figur des Dramas von Fort Valmy«, fuhr der Alte fort. »Hier haben Sie einige handelnde Nebenfiguren, Statisten.« Er schob mir ein paar Dutzend Marken hinüber, sie zeigten auf beiden Seiten große Krokodile. In allen Stellungen: manche schwammen im Fluß, andere schliefen am Ufer, einige rissen das Maul weit auf, wieder andere schlugen mit dem Schwanz oder reckten sich hoch auf den Vorderbeinen. Einzelne waren stilisiert, die meisten aber natürlich dargestellt; alle Bilder zeigten eine außerordentliche Beobachtung der gefährlichen Panzerechsen.

Wieder glitten, geknipst von den gelben Krallen des Alten, neue Spielmarken zu mir hinüber. »Der Ort der Handlung«, sagte er. Eine Marke zeigte ein großes Steinhaus, augenscheinlich das Heim des Künstlers; auf anderen waren Zimmer dargestellt und Ausschnitte eines Gartens. Die letzten zeigten Ausblicke auf den Hellen Strom und den Roten Fluß, eine davon von Widerholds Veranda aus gesehen. Jede einzelne der wunderbaren Platten rief mein helles Entzücken hervor, ich nahm ordentlich Partei für den Künstler und gegen den Seekadetten. Ich streckte die Hand aus, um noch mehr Marken zu nehmen.

»Nein,« sagte der Alte, »warten Sie. Sie sollen alles der Reihe nach sehen, hübsch wie es sich gehört. – Also Hong-Dok war mein Freund, wie es sein Vater gewesen war. Beide haben für mich gearbeitet durch alle die Jahre hindurch, ich war wohl ihr einziger Kunde. Als sie reich wurden, pflegten sie doch weiter ihre Kunst, nur daß sie jetzt nicht mehr Geld nahmen. Der Vater ging sogar so weit, daß er darauf bestand, mir bis auf den letzten Heller das Geld zurückzugeben, das ich ihm im Laufe der Zeit bezahlt hatte, und ich mußte es nehmen, wollte ich ihn nicht beleidigen. So habe ich all die Schränke voll, die Sie so gerne bewundern, in der Tat umsonst erhalten.

Durch mich lernte der Seekadett Hong-Dok kennen, ich nahm ihn selbst einmal mit in sein Haus. – Ich weiß, was Sie sagen wollen: der Seekadett war ein Weiberheld und Ot-Chen schon wert, daß man sie begehrte. – Nicht wahr? Und ich hätte mir denken können, daß Hong-Dok da nicht ruhig zusehen würde?

Nein, nein, ich konnte gar nichts voraussehen! Sie hätten das vielleicht gedacht, aber nicht ich, der ich Hong-Dok so gut kannte. Als das alles geschehen war, und Hong-Dok es mir erzählte, hier oben auf der Veranda – o viel ruhiger und stiller, als ich jetzt spreche – da schien es mir noch immer so unmöglich, daß ich ihm kaum glauben mochte. Bis dann, mitten auf dem Strom, ein Beweis anschwamm, der keinen Zweifel mehr duldete. Ich habe oft über die Sache nachgedacht und glaube, einige der seltsamen Gründe zu halten, die Hong-Dok zu seiner Tat trieben. Einige – wer kann ganz in einem Hirn lesen, das durch tausend Generationen sich forterbte, bis zum Überfluß gesättigt von Macht, Kunst und der alles durchdringenden Weisheit des Opiums?

Nein, nein, ich konnte gar nichts voraussehen. Wenn mich damals einer gefragt hätte: »Was wird Hong-Dok tun, wenn ihm der Seekadett Ot-Chen verführt, oder eine andere seiner neun Frauen?« – so würde ich gewiß geantwortet haben: »Er wird

nicht einmal aufblicken von seiner Arbeit! Oder aber, wenn er gut gelaunt ist, wird er Ot-Chen dem Seekadetten schenken.« Das mußte der Hong-Dok tun, den ich kannte, das und nichts anderes. Ho-Nam, eine andere seiner Frauen, erwischte er einmal mit einem chinesischen Dolmetscher: er hielt es unter seiner Würde, den beiden nur ein Wort zu sagen. Ein andermal war es Ot-Chen selbst, die ihn betrog – Sie sehen also, daß nicht etwa eine besondere Vorliebe für gerade diese Frau sein Tun leitete. Die Mandelaugen eines meiner indischen Boys, der mit mir nach Fort Valmy geritten war, hatten es der kleinen Ot-Chen angetan und wenn die beiden auch kein Wort miteinander sprechen konnten, waren sie doch bald einig. Hong-Dok fand sie in seinem Garten; aber er rührte weder die Hand gegen seine Frau noch duldete er, daß ich den Boy bestrafte. Das alles berührte ihn so wenig, wie irgendein Hund, der ihn anbellte auf der Straße – kaum wendet man den Kopf zur Seite.
Es erscheint völlig ausgeschlossen, daß ein Mann von der unerschütterlichen philosophischen Ruhe Hong-Doks auch nur einen Augenblick seine Besinnung verloren und in einer plötzlichen Gefühlsaufwallung gehandelt hätte. Zum Überfluß hat die strenge Untersuchung, die wir nach seiner Flucht mit seinen Frauen und seiner Dienerschaft anstellten, durchaus festgestellt, daß Hong-Dok seine Handlung bis ins Kleinste sorgsam erwogen und zur Ausführung gebracht hat. Demnach ging der Seekadett während dreier Monate in dem Steinhaus am Fluß aus und ein und unterhielt während dieser ganzen Zeit seine Beziehungen zu Ot-Chen, von denen Hong-Dok nach wenigen Wochen schon durch einen seiner Diener Kenntnis hatte. Trotzdem ließ er beide ruhig gewähren, benutzte vielmehr diese Zeit dazu, in sich die grauenhafte Art seiner Rache reifen zu lassen, die er selbst gewiß schon im ersten Augenblick beschlossen hatte.
Weshalb aber empfand er dieselbe Handlung als bittere Kränkung von seiten des Seekadetten, die ihm kaum ein Lächeln entlockte, als sie mein indischer Boy beging? Ich mag mich irren, aber ich glaube nach langem Suchen den verschlungenen Weg seiner Gedanken gefunden zu haben. Hong-Dok war ein König. Wir lachen, wenn wir auf Münzen und Kanonen die Buchstaben finden: D.G., Dei Gratia, und die meisten unserer europäischen Fürsten lachen nicht weniger über ihr Gottesgnadentum. Aber stellen Sie sich einen Herrscher vor, der

daran glaubt, der wirklich felsenfest überzeugt ist, daß er der Auserwählte sei! Ich weiß wohl, der Vergleich stimmt nicht ganz, aber es ist eine gewisse Ähnlichkeit da. Hong-Dok glaubte natürlich nicht an einen Gott, glaubte nur an die Lehren des großen Philosophen; aber davon, daß seine Familie die auserwählte sei, himmelhoch hinausragend über alle anderen der Gegend, davon war er, und mit Recht, durchaus überzeugt. Durch unendliche Zeiten waren seine Ahnen Herrscher gewesen, unumschränkte Alleinherrscher. Ein Fürst bei uns, der nur einigermaßen vernünftig ist, weiß ganz genau, daß in seinem Lande viele Tausende von Menschen leben, die sehr viel klüger, sehr viel gebildeter sind als er. Hong-Dok und alle seine Ahnen wußten ebenso sicher das Gegenteil: eine ungeheure Kluft schied sie stets von der Masse ihres Volkes. Sie allein waren Herrscher – alle anderen letzte Sklaven. Sie allein hatten Weisheit und Bildung – ihresgleichen sahen sie nur, wenn in langen Jahren einmal Gesandte kamen, von dem Nachbarreiche am Meer, oder weither von Süden aus Siam oder gar über die Berge der wilden Meos chinesische Mandarine. Wir würden sagen: Hong-Doks Ahnen waren Götter unter Menschen. Sie empfanden wohl anders: fühlten sich als Menschen unter schmutzigen Tieren. Verstehen Sie den Unterschied? Ein Hund bellt uns an – kaum wendet man den Kopf zur Seite.
Dann kamen die Barbaren aus Norden, die Schwarzflaggen. Sie nahmen das Land und zerstörten die Stadt und manche anderen Städte ringsum. Nur vor dem Hause des Herrschers machten sie halt und krümmten keinem ein Haar, der dazu gehörte. Aus einem stillen friedlichen Land wurde eines, das immerfort widerhallte von Mord und Totschlag, aber vor dem Palaste am Roten Flusse schwieg der Lärm. Und Hong-Doks Ahnen verachteten die rauhen Banden des Nordens genauso, wie sie ihr eigenes Volk verachtet hatten; nichts füllte den ungeheueren Abgrund aus. Tiere waren es, genau wie die anderen – sie aber waren Menschen, die die Weisheit der Philosophen kannten.
Bis ein Blitz in die Nebel des Flusses schlug. Von weltfernen Ufern kamen seltsame weiße Gesellen, und Hong-Doks Vater erkannte in freudigem Erstaunen, daß es Menschen waren. Er fühlte wohl den Unterschied zwischen sich und den Fremden, aber dieser Unterschied war verschwindend gering im Vergleich zu dem anderen, der ihn von den Leuten seines Landes trennte. Wie manche anderen Großen Tonkins empfand er so-

fort, daß er zu ihnen gehöre und nicht zu den anderen. Daher seine stets bereite Hilfe vom ersten Augenblicke an, die vor allem darin bestand, daß er die Franzosen unterscheiden lehrte zwischen der stillen, friedlichen Urbevölkerung und den kriegerischen Horden des Nordens. Und als sie ihn dann zum Zivilpräfekten über die Gegend ernannten, betrachtete ihn die Bevölkerung doch nicht anders, als den eigentlichen, angestammten Fürsten. Er hatte sie von dem Alp der Schwarzflaggen befreit, die Franzosen waren nur seine Werkzeuge, fremde Krieger, die er hergerufen: so galt er im Volke als Herrscher, genauso unbeschränkt, wie einst seine Ahnen, von denen halb vergessene Geschichten erzählten.

So wuchs Hong-Dok auf, der Sohn des Fürsten, der selbst herrschen sollte. Wie sein Vater sah er in den Europäern Menschen und keine dummen Tiere. Aber er hatte mehr Muße, jetzt, da das Glück des alten Palastes neu gefestigt war, sich diese Fremden näher anzusehen, die Unterschiede kennenzulernen, die zwischen ihm und ihnen und unter ihnen selbst bestanden. In steter Berührung mit der Legion ward sein Blick so sicher wie mein eigener: den Gemeinen zu erkennen, der ein Herr war und den Offizier, der ein Knecht war trotz der goldenen Litzen. Ist doch viel mehr noch als die Geburt die Bildung das, was im ganzen Osten den Herrn vom Knecht unterscheidet. Er sah wohl, daß alle diese Krieger turmhoch über seinem Volke standen – aber nicht über ihm. Wenn sein Vater jeden Weißen als sich gleichstehend betrachtet hatte, so tat Hong-Dok das nicht mehr und je näher und genauer er sie kennenlernte, um so weniger Freunde fand er, die er sich gleichstellte. Sie waren gewiß wunderbare, unüberwindliche Krieger, ein jeder einzelne mehr wert als hundert der gefürchteten Schwarzflaggen –– war das ein Ruhm? Hong-Dok verachtete das Kriegshandwerk ebenso sehr wie jedes andere. Sie konnten alle lesen und schreiben, – Ihre Zeichen freilich, das war ihm gleichgültig – aber da war kaum einer, der wußte, was Philosophie sei. Hong-Dok verlangte nicht, daß sie den großen Philosophen kennen sollten, aber er erwartete irgendeine fremde, andere, aber gleich tiefe Weisheit zu finden. Und er fand nichts. Diese Weißen wußten von dem Grunde aller Dinge weniger als der letzte Opiumraucher. Eines aber war es, was ihn baß erstaunte und das seiner Achtung vor ihnen einen großen Stoß versetzte: ihre Stellung zu ihrer Religion. Nicht diese selbst mißfiel ihm, der christliche

Kult dünkte ihm gerade so gut wie die anderen, die er kannte. Nun sind unsere Legionäre nichts weniger als fromm und kein pflichttreuer Pfarrer würde nur einen von ihnen zum Sakrament zulassen. Und doch manchmal, in Minuten großer Gefahr reißt sich aus ihrer Brust irgendein zerhacktes Hilfsgebet. Das fiel Hong-Dok auf – und er fand, daß diese Leute wirklich glaubten, daß ihnen vielleicht von irgendeiner unbekannten Seite eine unmögliche Hilfe kommen könne. Nun suchte er weiter, – vergaß ich, Ihnen zu sagen, daß Hong-Dok besser französisch sprach, als ich? – er befreundete sich mit dem braven Militärpfarrer von Fort Valmy. Und das, was er da fand, befestigte in ihm immer stärker den Glauben von seiner eigenen Überlegenheit. Ich erinnere mich noch recht gut, wie er mir eines Abends in seinem Rauchzimmer davon sprach, wie er lächelte, als er mir erzählte, daß er nun wisse, wie *tatsächlich die Christen ihren Kult nähmen. Und daß selbst der Priester kein Verständnis habe für das Symbolische.*

Das Schlimmste war, daß er recht hatte; ich konnte ihm kein Wort erwidern. Wir Europäer glauben – oder wir glauben nicht. Aber die Christen, die den Glauben ihrer Väter wohl aufheben als ein schönes Gewand tiefer Symbole, die können Sie in Europa mit der Laterne suchen und hier in Tonkin finden Sie ganz gewiß nicht einen einzigen. Gerade das aber war für diesen Gelehrten des Ostens das Natürlichste, das Allerselbstverständlichste, unerläßlich für einen Mann wirklicher Bildung. Und als er es so ganz und gar nicht fand, selbst von dem Priester nicht einmal verstanden wurde in seinen Gedanken, die ihm die einfachsten dünkten, verlor er einen großen Teil seiner bewundernden Achtung. In manchem waren ihm die Europäer überlegen – aber in Dingen, denen er kaum einen Wert beilegte. In andern wieder waren sie ihm gleich: in der großen Hauptsache aber, in der tiefsten Erkenntnis alles Lebens standen sie tief, tief unter ihm. Und diese Verachtung ließ in den Jahren in ihm einen Haß entstehen, der langsam wuchs, je mehr die Fremden zu wirklichen Herrschern wurden in seinem Lande, je mehr sie Schritt um Schritt vordrangen, alle Macht in ihre starken Hände nahmen. Schon brauchten sie in seiner Gegend nicht mehr die vermittelnde Scheinherrschaft, die sie seinem Vater und später ihm gegeben hatten; er fühlte wohl, daß sich sein Vater geirrt hatte und daß die Rolle des alten Steinhauses am Roten Flusse für immer ausgespielt war. Ich glaube nicht, daß

sich jemals deshalb eine Bitterkeit in das Gefühl dieses Philosophen senkte, der das Leben lebte wie es war; im Gegenteil mag ihm das Bewußtsein seiner eigenen Überlegenheit eine Quelle freudiger Genugtuung gewesen sein.
Die Plattform, die er sich mit den Jahren für seinen Verkehr mit den Europäern schuf, war eine sehr einfache: er zog sich nach Möglichkeit zurück, behandelte sie aber in allem Äußern mit Überzeugung als durchaus gleichstehend. Nur in das Haus, das hinter der eckigen, gelben Stirne verschlossen war, ließ er keinen mehr hineinsehen, und wenn er es mir doch zuweilen öffnete, so geschah es aus einer Anhänglichkeit heraus, die er fast mit der Muttermilch eingesogen hatte, und die mein reges Interesse für seine Kunst stets wach erhielt.
So war Hong-Dok. Nicht einen Augenblick lang konnte es ihn berühren, als seine Frauen sich mit dem chinesischen Dolmetscher oder meinem Boy einließen. Hätten diese kleinen Extravaganzen Folgen gehabt, so hätte Hong-Dok die Kinder einfach ersäufen lassen, aber nicht aus Haß oder Rache, sondern nur so, wie man junge Hunde ersäuft –– man will sie eben nicht haben. Und hätte der Seekadett, als er Gefallen fand an Ot-Chen, ihn gebeten, sie ihm zu schenken, Hong-Dok hätte es sofort getan.
Aber der Seekadett kam in sein Haus als ein Herr – und er nahm ihm seine Frau wie ein Knecht. Am ersten Abend schon merkte Hong-Dok, daß dieser Legionär aus edlerem Holze geschnitzt war, als die meisten seiner Kameraden; ich ersah das daraus, weil er ihm gegenüber ein wenig aus seiner höflichen Reserve herausging. Und im weiteren Verkehr – das alles schließe ich nur – wird der Seekadett Hong-Dok gegenüber genauso gehandelt haben, wie etwa einem Schloßherrn in Deutschland, dessen Frau ihm gefallen hätte. Er ließ alle Register seiner glänzenden Liebenswürdigkeit spielen und es gelang ihm gewiß, Hong-Dok genauso zu bestechen, wie er stets mich und alle seine Vorgesetzten bezauberte: man mußte schon diesen gescheiten, frischen und prächtigen Menschen lieb gewinnen. Und das tat Hong-Dok, tat es in dem Maße, daß er hinabstieg von seinem hohen Throne, er, der Herrscher, der Künstler, der weise Schüler des Konfuzius, daß er Freundschaft schloß mit dem Legionär und ihn liebte, sicher mehr liebte, als je einen anderen Menschen.
Dann brachte ihm ein Diener die Botschaft – und er sah vom

Fenster aus, wie sich der Seekadett mit Ot-Chen im Garten vergnügte.
Also deshalb kam der zu ihm! Nicht um ihn zu sehen – nur wegen ihr, um einer Frau, eines Tieres willen! Hong-Dok fühlte sich schmählich betrogen –– o durchaus nicht wie ein europäischer Ehemann. Aber daß dieser Fremde ihm Freundschaft geheuchelt und daß er ihm wieder Freundschaft geschenkt hatte – das war es. Daß er in all seiner stolzen Weisheit der Dumme gewesen war gegenüber diesem niedrigen Krieger, der heimlich, wie ein Diener, seiner Frau nachstellte. Daß er seine Liebe verschwendet hatte an etwas, das so jämmerlich tief unter ihm stand.
Sehen Sie, das war es, was dieser stolze gelbe Teufel nicht verwinden konnte.

Ein Boy kam vom Garten herauf, brachte in silberner Schale frisch gepflückte Mangostmen. Der Alte schob sie mir hinüber, aß auch selbst eine der köstlichen Früchte – langsam und schweigend. Dann fuhr er fort:
Eines Abends trugen ihn seine Diener zum Bungalow. Er stieg aus der Sänfte und kam lächelnd hinauf auf die Veranda. Wie immer brachte er ein paar Geschenke mit, kleine Elfenbeinfächer, köstlich geschnitzt. Es waren noch ein paar Offiziere da, Hong-Dok begrüßte sie sehr liebenswürdig, setzte sich zu uns und schwieg; kaum drei Worte sprach er, bis nach einer Stunde die Herren sich verabschiedeten. Er wartete, bis der Trab ihrer Pferde sich am Flusse verlor, dann begann er ganz ruhig, ganz süß, als habe er mir die allerbeste Nachricht mitzuteilen: »Ich bin hergekommen, um Ihnen etwas zu sagen. *Ich habe den Seekadetten und Ot-Chen gekreuzigt.*«
Obwohl Scherze zu machen durchaus nicht die Art Hong-Doks war, hatte ich bei dieser verblüffenden Mitteilung doch nur die Empfindung: dahinter steckt ein Ulk. Und mir gefiel sein trokkener, selbstverständlicher Ton so gut, daß ich gleich darauf einging und ihn ebenso ruhig fragte: »So? Und was haben Sie sonst noch mit ihnen gemacht?«
Er antwortete: »Ich habe ihnen die Lippen zugenäht.«
Diesmal lachte ich: »Ach, was Sie nicht sagen! – Solche Liebenswürdigkeiten haben Sie den beiden erwiesen? – Warum denn?«
Hong-Dok sprach ruhig und ernst, aber das süße Lächeln ver-

ließ seine Mundwinkel nicht. »Warum? Ich habe sie – ›in flagranti‹ erwischt.«
Das Wort gefiel ihm so gut, daß er es wiederholte. Er hatte es irgendwo gehört oder gelesen und es erschien ihm ungeheuer lächerlich, daß wir Europäer besonderen Wert darauf legen, wenn man einen Spitzbuben gerade bei seiner Tat entdeckt: als ob es nicht vollkommen gleichgültig wäre, ob man ihn dabei, oder vorher oder nachher erwischt. Er sagte das mit einer wichtigen Hervorhebung, mit einer leicht herausklingenden Übertreibung, die seine spöttische Verachtung so recht zeigte: »In flagranti. – Nicht wahr, da hat in Europa der betrogene Ehemann das Recht, den Räuber seiner Ehre zu strafen?«
Dieser süße Hohn war so sicher, daß ich nicht Worte fand, ihm zu antworten. Er fuhr fort, immer mit demselben freundlichen Lächeln, als erzähle er die einfachste Sache von der Welt: »Ich habe ihn also bestraft. Und da er ein Christ ist, so hielt ich es für das beste, eine christliche Todesart zu wählen; ich glaubte, das würde ihm am meisten zusagen. – War das recht?«
Diese seltsame Art zu scherzen gefiel mir gar nicht. Ich dachte nicht einen Augenblick daran, daß er die Wahrheit spräche, aber ich hatte ein unbequemes Gefühl, wünschte, daß er bald zu Ende käme mit seinem Geschwätz. Ich glaubte ihm natürlich, daß sich der Seekadett mit Ot-Chen eingelassen habe und ich meinte, daß er mir an diesem Beispiele wieder einmal unsere europäischen Begriffe von Ehre und Moral ad absurdum führen wolle. So sagte ich nur: »Aber gewiß! Vollständig recht. Ich bin überzeugt, daß der Seekadett diese kleine Aufmerksamkeit sehr anerkannte.«
Aber Hong-Dok schüttelte fast traurig den Kopf: »Nein, das glaube ich nicht. Wenigstens hat er kein Wort davon gesagt. Nur geschrien hat er.«
»Geschrien hat er?«
»Ja«, sagte Hong-Dok mit seinem süßen melancholischen Bedauern, »er hat sehr geschrien. Viel mehr als Ot-Chen. Er hat immer gebetet zu seinem Gott und dazwischen hat er geschrien. Viel schlimmer als ein Hund, den man schlachtet. Es war wirklich sehr unangenehm. Und deshalb mußte ich ihm den Mund zunähen lassen.«
Ich hatte übergenug von diesen Witzen, wollte ihn zum Schlusse drängen. »Ist das alles?« unterbrach ich ihn.
»Eigentlich alles. – Ich ließ sie ergreifen und binden, dann aus-

ziehen. Denn sein Gott war ja auch nackt, als er am Kreuze starb, nicht wahr? Dann nähte man ihnen die Lippen zu und kreuzigte sie; dann ließ ich sie in den Fluß werfen. Das ist wirklich alles.«

Ich war froh, daß er zu Ende war: »Na, und was soll das?« Ich wartete auf eine Erklärung.

Hong-Dok sah mich groß an, tat als verstände er nicht recht, was ich wolle. Er deklamierte in einem gemachten Mitleid mit sich selbst, das er doch wieder verspottete: »Oh, es war nur die Rache des armen betrogenen Ehemannes.«

»Schon gut,« sagte ich, »schon gut! Aber nun sagen Sie mir endlich, worauf Sie hinaus wollen! Wann kommt die Pointe?«

»Die Pointe?« Er lächelte vergnügt, als ob ihm dieses Wort ungeheuer gelegen komme. »Oh, bitte, warten Sie nur ein wenig.« Er lehnte sich zurück in den Stuhl und schwieg. Ich fühlte nicht die geringste Lust, noch weiter in ihn zu dringen, so folgte ich seinem Beispiele; mochte er seine alberne Mordgeschichte zu Ende erzählen, wann er wollte.

So saßen wir eine halbe Stunde lang da, keiner sprach ein Wort. Drinnen im Zimmer schlug die Wanduhr sechsmal.

»Jetzt, jetzt muß sie kommen«, sagte Hong-Dok leise. Dann wandte er sich zu mir: »Wollen Sie bitte von dem Boy Ihre Gläser holen lassen?« – Ich winkte Bana, er brachte meine Ferngläser. Aber ehe Hong-Dok noch eines ergriffen hatte, sprang er auf, lehnte sich weit über die Brüstung. Er streckte den Arm aus, nach rechts, dem Roten Flusse zu, und rief triumphierend: »Sehen Sie, sehen Sie, da kommt sie –– *die Pointe!*«

Ich nahm meinen Feldstecher und schaute angestrengt hindurch. Ganz, ganz oben bemerkte ich mitten im Strome ein kleines Pünktchen treiben. Es kam näher, ich sah ein kleines Floß. Und auf dem Floße zwei Menschen, zwei nackte Menschen. Ich lief unwillkürlich an das äußerste Ende der Veranda, um näher sehen zu können. Auf dem Rücken lag eine Frau, die schwarzen Haare fielen gelöst ins Wasser – ich erkannte sie, es war Ot-Chen. Und auf ihr ein Mann – sein Gesicht sah ich nicht, wohl aber die rotblonde Farbe seiner Haare –– ah, der Seekadett, der Seekadett! Lange eiserne Haken hatten Hände auf Hände, Füße auf Füße geheftet, staken tief in den Planken; dünne dunkle Blutstreifen liefen über das weiße Holz. Da sah ich, wie der Seekadett den Kopf hob, schüttelte, wild schüttelte.

Gewiß, er machte mir ein Zeichen – – – sie lebten noch, lebten noch!!
Ich ließ das Glas fallen, einen Augenblick lang verlor ich die Besinnung. Aber nur einen Augenblick, dann schrie ich, brüllte ich, rief wie ein Rasender nach meinen Leuten: »Hinunter in die Boote!« Ich rannte zurück über die Veranda –– da stand Hong-Dok, süß, liebenswürdig lächelnd. So als wollte er fragen: »Nun, ist der Spaß nicht gut?«
Wissen Sie, man hat mich oft ausgelacht wegen meiner langen Nägel. In dem Augenblicke aber, das schwöre ich Ihnen, wußte ich, wozu sie gut sind! Ich faßte den gelben Schuft an der Gurgel, schleuderte ihn hin und her. Und ich fühlte, wie meine Krallen tief eindrangen in diese verfluchte Kehle –
Dann ließ ich ihn los, wie ein Sack fiel er zur Erde. Ich jagte die Treppen hinab wie besessen, all meine Leute hinter mir her. Lief das Ufer hinunter zum Strome, löste die erste Kette vom Pflock. Einer der Boys sprang in das Boot, aber er sprang gleich durch den Boden, stand bis zu den Hüften im Wasser: die mittlere Planke war herausgebrochen. Wir liefen zum nächsten Boote, zum dritten – zu einem nach dem andern – alle standen bis zum Rande voll Wasser, aus allen waren lange Planken herausgeschnitten. Ich rief den Leuten zu, die große Dschunke klar zu machen. Hals über Kopf kletterten wir hinauf. Aber wie in den Nachen fanden wir auch hier große Löcher im Boden, wir wateten tief im Wasser; es war völlig ausgeschlossen, die Dschunke auch nur einen Meter vom Ufer fortzubringen.
»Die Diener Hong-Doks!« schrie mein indischer Aufseher. »Sie haben es getan, ich habe sie herumschleichen sehen am Flusse.«
Wir sprangen wieder ans Ufer. Ich gab Befehl, eines der Boote ans Land zu ziehen, auszuleeren und schnell eine Planke auf den Boden zu schlagen. Die Leute liefen ins Wasser, zogen, schoben, drückten, brachen fast zusammen unter der Last des mächtigen Bootes. Ich schrie ihnen zu, dazwischen sah ich hinaus auf den Fluß.
Ganz dicht kam das Floß vorbei, ach, kaum fünfzig Meter vom Ufer entfernt. Ich reckte den Arm aus, als ob ich es hätte fassen können, so mit der Hand––
––Was meinen Sie? – Schwimmen?? O ja, auf dem Rhein oder der Elbe! Aber im Hellen Strome? Und es war im Juni, sage ich Ihnen, im Juni! Der Fluß wimmelte von Krokodilen, gerade

jetzt, als die Sonne unterging. Dicht schwammen die ekelhaften Bestien um das kleine Floß herum, ich sah eine, die sich hinaufhob mit den Vorderbeinen, mit der langen schwarzen Schnauze anstieß an die gekreuzigten Körper. Sie witterten ihren Raub, begleiteten ihn ungeduldig hinab, stromabwärts –

Und wieder schüttelte der Seekadett verzweifelt den blonden Kopf, ich schrie ihm zu, daß wir kämen, kämen ––

Aber es war, als ob der verfluchte Fluß im Bunde stehe mit Hong-Dok; er hielt das Boot fest in zähen Lehmfingern und wollte es nicht herausgeben. Ich sprang auch ins Wasser, zog mit den Leuten. Wir rissen und schoben, kaum Zoll um Zoll hoben wir es heraus. Und die Sonne sank und das Floß schwamm herab, weiter und weiter.

Da brachte der Aufseher die Pferde. Wir legten Seile um das Boot und peitschen die Tiere. So ging es. Noch einmal anziehen und noch einmal – schreien und peitschen! Der Kahn lag auf dem Ufer. Das Wasser floß heraus, die Leute schlugen neue Planken auf den Boden. – Aber es war längst dunkle Nacht, als wir ausfuhren.

Ich nahm das Ruder, zwölf Hände lagen schwer in den Riemen. Drei Mann knieten am Boden, schaufelten das Wasser aus, das immer von neuem eindrang. Trotzdem stieg es, wir saßen bald bis zu den Waden im Wasser; ich mußte zwei und noch zwei von den Riemen wegschicken und Wasser schöpfen lassen. Unendlich langsam kamen wir weiter –

Ich hatte große Pechfackeln, damit suchten wir. Aber wir fanden nichts. Ein paarmal glaubten wir in der Ferne das Floß zu sehen, wenn wir näher kamen, war es ein treibender Baumstamm oder ein Krokodil. Nichts fanden wir. Wir suchten stundenlang und fanden nichts.

Ich landete in Edgardhafen und schlug Lärm. Fünf Boote sandte der Kommandant aus, auch zwei große Dschunken. Sie suchten drei Tage lang den Fluß ab. Aber sie hatten nicht mehr Glück als wir. Wir sandten Telegramme an alle Stationen unten am Flusse. Nichts – Niemand hat ihn mehr gesehen, den armen Seekadetten.

––Was ich glaube? Ja nun, das Floß hat sich festgefahren irgendwo am Ufer. Oder es ist gegen einen Baumstamm getrieben und zerschellt. So oder so: die schwarzen Reptile bekamen ihre Beute.«

Der Alte leerte sein Glas, hielt es dem Boy hin. Trank noch einmal aus, schnell, in einem Zuge. Dann strich er langsam mit den riesigen Nägeln durch den schmutziggrauen Bart.
»Ja,« fuhr er fort, »das ist die Geschichte. Als wir zurückkamen zum Bungalow, war Hong-Dok verschwunden und mit ihm seine Diener. Dann kam die Untersuchung – ich sprach Ihnen schon davon – sie ergab nichts Neues.
Hong-Dok war geflohen. Und nie wieder habe ich etwas von ihm gehört, bis eines Tages dieser Spielkasten ankam; in meiner Abwesenheit brachte ihn jemand. Die Leute sagten, es sei ein chinesischer Kaufmann gewesen; ich ließ ihm nachspüren, aber vergeblich. Sehen Sie sich doch die Bilder an, die Sie noch nicht kennen.«
Er schob mir die Perlmutterplatten hinüber: »Die hier zeigt Hong-Dok, wie ihn seine Diener in der Sänfte zu mir tragen. Hier sehen Sie mich und ihn selbst auf unserer Veranda, hier sehen Sie, wie ich ihn an der Gurgel fasse. Da sind mehrere Marken, die darstellen, wie wir versuchen, das Boot flott zu machen, und andere, die unsere nächtliche Bootfahrt wiedergeben. Ein Bild zeigt, wie Ot-Chen und der Seekadett gekreuzigt werden, und andere, wie man ihnen die Lippen zunäht. Da ist die Flucht Hong-Doks; hier haben Sie meine krallenbewehrte Hand und auf der Rückseite seinen Hals mit den Narben.«
Edgard Widerhold winkte dem Boy, ließ sich eine frische Pfeife machen. »Nehmen Sie nun Ihren Kasten«, sagte er. »Mögen Ihnen die Marken recht viel Glück bringen am Pokertisch – Blut klebt genug daran.«

Und diese Geschichte ist sehr wahr.

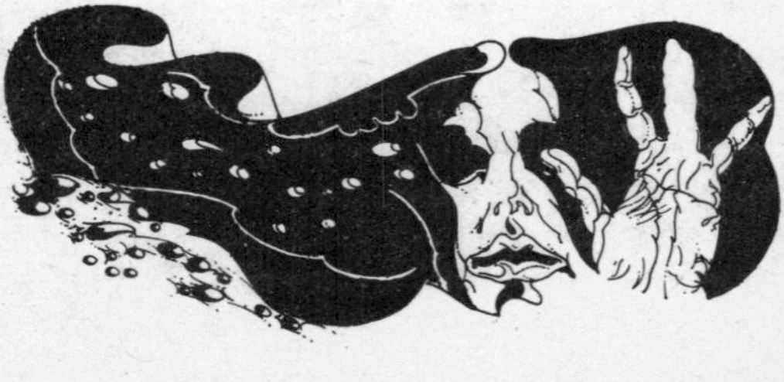

Der letzte Wille der Stanislawa d'Asp

Es ist wahr, daß Stanislawa d'Asp den Grafen Vincenz d'Ault-Onival durch zwei volle Jahre erbärmlich behandelte. Er saß allabendlich im Parkett, wenn sie ihre sentimentalen Lieder sang und reiste ihr nach, jeden Monat in eine andere Stadt. Seine Rosen gab sie den weißen Kaninchen zu fressen, mit denen sie auf die Bühne trat, seine Brillanten versetzte sie, um die Kollegen einzuladen und die schmarotzende Bohème. Einmal hob er sie aus der Gosse auf, als sie betrunken mit einem kleinen Journalisten nach Hause torkelte. Da lachte sie ihm ins Gesicht: »So kommen Sie doch mit! Sie können uns dann das Licht halten!«
Es gab keine gemeinste Beleidigung, die sie dem Grafen ersparte. Worte, aufgelesen aus verpesteten Betten stinkender Hafenbordelle, Gesten – so schamlos, daß sie jeden Zuhälter erröten machten, Szenen, die ein sicherer Dirneninstinkt aus Büchern witterte, die ein Aretin verleugnete – das war ihm gewiß, wenn er nur wagte, in ihre Nähe zu kommen.
Die Leuchten am Variété liebten ihn, hatten ein unendliches Mitleid mit dem armen Narren. Sie nahmen wohl das Geld, das die Dirne verschleuderte, aber sie haßten sie um so gründlicher und verachteten sie, diese Hure, die ihren ehrlichen Artistenstand kompromittierte, deren Kunst ein Schmarrn war und die nichts hatte, als ihre blendende Schönheit. Und der ältere der »Five Hobson Brothers«, Fritz Jakobskötter aus Pirna, zerschlug ihr einmal die Rotweinflasche auf dem Kopfe, daß die blonden Haare dick troffen von klebrigem Blut.
Dann, eines Abends, als sie wieder einmal so heiser war, daß sie kaum einen Ton über die trockenen Lippen bringen konnte, als der Theaterarzt nach einer flüchtigen Untersuchung ihr grob erklärte, daß sie schwindsüchtig wäre im letzten Stadium – was sie längst wußte – und daß sie in ein paar Monaten beim Teufel wäre, wenn sie so weiter darauf los lebe, ließ sie den Grafen in ihre Garderobe rufen. Sie spuckte aus, als er eintrat,

und sagte ihm, daß sie jetzt bereit sei, seine Maitresse zu werden. Als er sich herabbeugte, ihr die Hand zu küssen, stieß sie ihn weg und lachte. Aber die kurzen Wellen giftigen Lachens rissen in ihren Lungen, und sie bog sich in erstickendem Husten. Dann, kaum wieder still, vornüber gebeugt über Schminken und Puderquasten, schluckte sie wimmernd über dem seidenen Taschentuche. Der Graf legte ihr leise die Hand auf die Locken; da sprang sie auf: »Also nehmen Sie mich nur!« Sie hielt ihm das Tuch unter die Nase, voll von Blut und gelbem Schleim. »Da, mein Herr – das bin ich noch wert!«

So war Stanislawa d'Asp. – Aber es läßt sich nicht leugnen, daß die Dirne eine Dame wurde von heute auf morgen. Der Graf trug sie durch Europa, brachte sie von einem Sanatorium ins andere. Sie tat, was er sagte und was die Ärzte sagten; klagte nie und gab nie ein kleinstes Widerwort. Sie starb nicht; sie lebte Monate und Jahre und erholte sich, ganz langsam, aber mehr und immer mehr. Und allmählich ließ sie auch ihren Blick zuweilen auf dem Grafen ruhen. Mit dieser Ruhe, mit diesem stillen, ewig gleichen Leben wuchs in ihr eine Dankbarkeit.

Als sie von Algier abfuhren, sagte der Arzt, es sei wohl möglich, daß sie einmal ganz wieder gesund würde. Der Graf wandte sich ab, aber sie sah wohl seine kleine Träne. Und plötzlich, um seine Freude noch größer zu machen, berührte sie seine Hand. Sie fühlte, wie er zitterte; da lächelte sie: »Vincenz, ich will für dich gesund werden.« Das war das erstemal, daß sie seinen Namen sprach, das erstemal, daß sie ihn du nannte, und das erstemal, daß sie ihn berührte. Er blickte sie an – dann stürzte er fort, nicht mehr Herr über sich. Aber als sie ihm nachsah, stieg die bittere Galle in ihr hoch. – »Ah, wenn er nur nicht weinen wollte.«

Und doch wuchs ihre Dankbarkeit und ihr Mitleid mit ihm. Ein Schuldbewußtsein dazu, ein Pflichtgefühl, diese ungeheure Liebe erwidern zu müssen. Und dazu eine Art Respekt, eine große Bewunderung vor dieser merkwürdigen Liebe, die eine Sekunde gebar für ein ganzes Menschenleben. Wenn sie im Strandstuhl saß und auf die Wogen hinausträumte, dachte sie wohl darüber nach. Da wurde ihr zur Gewißheit, daß dieser Liebe nichts unmöglich sei; daß sie etwas gefunden habe, so herrlich, so wunderbar, wie es Jahrhunderte nur einmal geben. Und als sie dann anfing zu lieben – und als sie liebte –– *liebte sie doch nicht ihn, sondern nur seine große Liebe.*

Sie sagte ihm das nicht, sie wußte, daß er sie doch nicht verstehen würde. Aber sie tat nun alles, ihn glücklich zu machen. Und nur ein einziges Mal gab sie ein: Nein!
Das war, als er sie bat, seine Frau zu werden.
Aber der Graf ließ nicht nach und es gab ein Ringen durch Monate. Sie sagte, sie würde an seine Familie schreiben, wenn er nicht aufhöre, sie zu bitten; da schrieb er selbst und teilte seine Verlobung mit. Erst kam ein Vetter, dann ein Onkel; sie nannten sie charmant und sehr verständig, ihn aber einen dickköpfigen Dummkopf. Der Graf lachte und sagte, er würde doch tun, was er wolle. Dann kam seine alte Mutter; da spielte Stanislawa d'Asp ihren großen Trumpf aus. Was sie gewesen sei, das wisse er ja und könne es selbst seiner Mutter sagen. Aber dann zeigte sie ihre Papiere, sagte, daß sie Lea Lewi heiße und ein unehelich Kind sei. Und Jüdin sei sie und würde es bleiben ihr Leben lang. So, und wenn Graf Vincenz d'Ault-Onival, der Marquis von Ronval, der fromme Sohn des christlichsten Hauses der Normandie, sie nun noch heiraten wolle, so möge er es tun. Dann ging sie hinaus und ließ ihn allein mit der Gräfinwitwe.
Das war wohl überlegt, was sie da tat. Sie kannte den Grafen gut und wußte, wie sehr er in seinem Kinderglauben lebte, wußte, daß er nicht aufstand und nicht zu Bette ging, keine Mahlzeit nahm, ohne sein Gebet zu sprechen. Oh, ganz leise, ganz unauffällig, und kein Fremder würde es merken. Sie wußte, daß er zur Messe ging und zur Beichte, wußte auch, daß er das alles tat aus tiefstem, innersten Gefühl. Und sie wußte auch, wie er an seiner Mutter hing, wie er sie liebte und verehrte. Die würde nun zu ihm sprechen, eine kluge alte Frau, und ihm noch einmal sagen, wie unmöglich diese Ehe sei, wie er sich lächerlich mache vor seinen Leuten und sich versündige gegen seine Mutter und seinen Glauben --
Sie stand auf ihrem Balkon und wartete. Sie kannte jedes Wort, das die Mutter sprach, sagte es selbst. Sie hätte dabei sein mögen und ihr soufflieren, daß sie nur recht deutlich, recht überzeugend alle die Gründe gab. Ja, es sollte ein Weltmeer von Unmöglichkeiten zwischen ihr stehen und seiner Liebe und dann – dann sollte er doch --
Da fiel ihr etwas ein. Sie lief durch das Zimmer und hinüber in das des Grafen. Sie riß die Türe auf und drang in die Dämmerung, hastig, atemlos, keuchend nach Worten. Sie blieb stehen vor der alten Dame; kantig und hart sprangen die Silben: »Und

meine Kinder – wenn ich je Kinder habe – sollen jüdisch sein, jüdisch, wie ich es bin!«

Sie wartete nicht auf Antwort, rannte hinaus in ihre Räume, fiel schwer auf das Bett. So, jetzt war es entschieden! O gewiß, das mußte ihn niederwerfen, diesen dummen großen Jungen, diesen sentimentalen Aristokraten aus fremder Welt, diesen christlichen Krankenwärter mit seinem Glauben und seiner Liebe. Und sie empfand eine große Genugtuung, daß sie endlich ein Tor gefunden hatte, zu eisern, zu stark für diese ungeheure Liebe, die sie immer fühlte und doch nie ganz verstand.

Sie wußte, sie würde ihn jetzt lassen, würde fortgehen, wieder aufs Variété, ins Bordell, oder dort hinunter springen die Sorrentiner Felsen – das alles war ganz gleich. Aber sie fühlte sich stark und groß in ihrem frühen Instinkte, der sie einst ihn bespeien ließ und ihn ohrfeigen mit schmutzigen Worten. Der Graf hatte verspielt und sie war wieder eine Dirne, eine erbärmliche jämmerliche Dirne und keine Macht des Himmels konnte je sie herausreißen aus all dem Schmutz.

Dann ging die Türe auf. Sie sprang auf vom Bett, sicher in ihrem alten Lachen. Kottriefende Phrasen, die sie längst vergessen, zuckten in ihrem Hirn, o sie wußte, wie sie den Grafen empfangen wollte.

Es war die alte Dame. Ganz still kam sie zu auf die junge Frau, setzte sich aufs Bett, zog sie hin zu sich. Stanislawa hörte ihre Worte, aber verstand sie kaum. Es war ihr, als ob ferne irgendwo eine leise Orgel spiele. Und diese Töne sprachen zu ihr und sie fühlte nur, was sie wollten.

Sie möge tun, was sie wolle; alles, alles. Nur möge sie ihren Sohn heiraten, möge ihn glücklich machen. Sie selbst, die Mutter, komme, um für ihn zu bitten. Denn seine Liebe sei so groß – –

Da stand Stanislawa auf und sagte: *»Denn seine Liebe ist so groß.«*

Sie ließ sich hinüberführen zu dem Grafen. Sie ließ sich küssen von ihm und von seiner Mutter. Sie fühlte: das war die Erlösung und die Genesung. An Leib und an Seele. *Denn ihr Leben war nun ein Gefäß für einen kostbaren Inhalt: den Glauben an seine große Liebe.*

Stanislawa heiratete den Grafen. Es war ein seltsames Leben, das sie führte in diesen Monaten. Sie liebte ihn nicht, das verstand sie wohl. Aber es war, als ob sie still kauere, auf weichen

Fellen vor dem Kamin; und diese leichte Glut streichelte sanft ihr kühles Fleisch. Sie war immer müde, so wohlig müde; sie träumte so dahin in dem Halbschlaf seiner wärmenden Liebe. Er küßte ihre Hände, wenn sie zufrieden lächelte, so leise vor sich hin; er meinte, sie sei nun wohl glücklich. Aber es war nicht ein Glück, das sie lächeln machte, es war immer wieder der Gedanke an diese unbegreifliche Liebe, die unendlich war wie die Welt, und in der sie schwebte, leicht getragen von warmem Hauche, ein spielendes Blatt in Mittagswinden. In dieser Zeit starben in ihr alle Sehnsüchte, versanken alle fernen Vergangenheiten. Und ihr Glauben wuchs, und sie wußte wohl, wo sie lag, und daß es in allen Tagen nichts geben würde, das seine Liebe nicht tun könne für sie.
Bisweilen, o nur ganz selten, pochte sie auf diese seltsame Liebe, diese geheimnisvolle Kraft, die alles tun konnte. In Auteuil setzte sie ein paar Goldstücke auf irgendein schlechtes Pferd. »Nimm es nicht,« sagte der Graf, »es ist nichts wert.« Da sah sie ihn an, voll, mit langem Blicke: »Aber nicht wahr, Vincenz, es wird doch gewinnen? – Ich möchte, daß es gewinnt.« Und als man das Rennen lief, schaute sie nicht auf die Pferde; sah nur zu ihm hinunter auf den Sattelplatz. Sie sah, wie er die Hände verschränkte, wie seine Lippen sich leise bewegten. Da wußte sie, daß er betete. Als dann die Favoriten ausbrachen rechts und links und der jämmerliche Außenseiter den ersten Platz belegte, verstand sie, daß es sein Werk war und die Macht seiner großen Liebe.

Dann kam die Zeit, als Jan Olieslagers in ihr Leben trat. Er war ein Freund des Grafen von der Schule her und es auch so geblieben die Jahre durch. Er lief durch die Welt und nie wußte man, wo er war. Aber dann kam eine Postkarte von ihm irgendwoher, aus Cochinchina, aus Paraguay oder Rhodesia. Nun war er in Europa und der Graf hatte ihn eingeladen in sein Schloß zu Ronval.
Das kam alles sehr rasch. Dem Vlamen gefiel diese Frau und er war es gewohnt, das zu nehmen, was ihm gefiel. Einmal, viel später, machte ihm jemand Vorwürfe, daß er sie so nahm, seines guten Freundes Frau, die er nicht einmal liebte. Da sagte er: »Er war mein Freund – aber war er deshalb kein Esel? Und dann: hat je eine Frau meine Lippen allein besessen? Weshalb sollte er einziger Herr über die ihren sein?« – Er nahm Stanis-

lawa so, wie er des Grafen Pferd ritt, wie er seine Maschine fuhr, wie er sein Brot aß und seinen Wein trank. Das, was er tat, war selbstverständlich und ohne Interesse. Und im Grunde war es ebenso natürlich, daß sich die Frau ihm gab, ohne Sträuben, ohne Widerstand, von heute auf morgen.
Nicht als ob, auch nur eine Sekunde lang, die alte Dirne in ihr erwacht wäre. Jan Olieslagers eroberte die Gräfin d'Ault-Onival und nicht Lea Lewi. Und vielleicht würde diese sich kaum um ihn bekümmert und sich gewiß nicht in ihn verliebt haben, während er die Gräfin bis in den kleinsten Puls in Flammen setzte. Nicht, weil er ein guter Reiter war – der Graf ritt viel besser als er. Aber weil er zu Pferde ein anderer Mensch war, oh, ein ganz anderer, als der, den sie eben gesehen. Der Graf war immer derselbe, ob er zur Jagd war oder am Bridgetische saß. Und dieser Mann war immer ein anderer, was er auch tat. Alles war ihm ein Spiel, aber er spielte alles gleich gut. Nichts in der Welt nahm er ernst; obwohl ihn alles interessierte, schien ihm doch nichts wirklich wert dieses Interesses. Nur daß er da war und lebte. Das war ihm der Mittelpunkt, und dieser einzige Instinkt war so eingewurzelt und stark, daß er sich, unbewußt, übertrug auf seine Umgebung.
Vielleicht war das der Grund seiner Siege. Man vergaß ihn schnell, wenn er fern war; aber wenn er da war, war er der Herr.
Stanislawa d'Asp fand in ihm eine neue und weitere Welt. Eine Welt voller Rätsel und Geheimnisse, voll verschlossener Türen und Tore, die er keine Miene machte, zu öffnen. Bei dem Grafen war alles einfach und klar; wie in dem stillen Schloßpark wandelte sie da. Jedes Beet kannte sie und jeden Rosenbusch, und hinten die gewaltige Eiche, die kein Weststurm entwurzeln konnte, stolz und aufrecht: seine große Liebe. Bei dem andern aber lief sie in einem verhexten Irrgarten. Sie ging einen Weg dahin, der ihr schön schien, schöner als einer vom Schloßpark. Unendlich weit schien er zu führen und war doch zu Ende nach wenigen Schritten, abgeschnitten durch undurchdringliche Stechpalmhecken. Sie bog einen anderen Pfad ein und ihn versperrte irgendein närrisches Tier. Und sie fand nicht heraus und taumelte fast in den schweren Düften, die ihre verschlafenen Sinne seltsam weckten ––
Der Vlame aber suchte nichts bei dieser Frau. Und eines Abends, beim Nachtmahl, sagte er, daß er entzückende Wo-

chen verlebt habe auf dem stillen Schloß und daß er von Herzen dankbar sei seinem Freunde und der liebenswürdigen Gräfin. Aber daß er nun fort müsse, wieder hinaus in die Welt, und daß er morgen abreise, nach Bombay. Er sprach das alles leichthin, aber es war wohl so wahr, wie er es sagte. Der Graf drängte ihn, doch zu bleiben, aber die Gräfin sagte kein Wort. Nur als sie aufstanden, und der Graf den Dienern Befehle gab für die Abreise, bat sie den Gast, ihr in den Garten zu folgen.

Und dort sagte sie ihm, daß sie mitfahre. Jan Olieslagers war auf eine Szene gefaßt, doch nicht darauf; so kam es wohl, daß er, ein wenig nur, aus seiner Sicherheit fiel und, suchend nach Worten und Gründen, die irgendeinen Schein von Vernunft tragen möchten, etwas sprach, das er sonst vielleicht vermieden hätte. Er mochte ihr nicht sagen, daß er ihre Begleitung nicht wünsche, daß sie ihm gar nichts sei und höchstens in dem großen Schloß seiner Erinnerungen ein kleines, verlorenes Kämmerlein bewohne. Daß sie irgendeine Blume sei, abgepflückt so im vorübergehen für das Knopfloch, gut für den Nachmittag, bis man zum Abendessen den Anzug wechsele. – Da fand er eines, das ihm deshalb brauchbar schien, da die Gräfin wissen mußte, daß etwas daran wahr sei. Und dann mochte auch das andere gelten. So schickte er denn mit Gefühl und mit gutem Anstand erst ein paar Phrasen voraus: daß er lange gekämpft habe und daß ihm fast das Herz breche. Aber er sei nun einmal das große Leben gewöhnt und wisse bestimmt, daß er es nicht mehr missen könne. Sein Vermögen aber reiche kaum für ihn aus und würde nicht entfernt genügen für die Ansprüche der Gräfin. Sie seien beide so verwachsen mit Luxus und Komfort, und jede Entbehrung würde–– Und einmal müsse man sich doch trennen, und eben darum gehe er jetzt, um nicht den Abschied noch schmerzlicher––

Wie immer glaubte er im Moment an das, was er sagte; so überzeugt war er, daß die Gräfin in jeder Silbe ihn ernst nahm. Sie schwieg, da legte er seinen Arm um sie. Ein wenig verzog sich seine Oberlippe, nur noch ein paar Worte – nicht weinen – Schicksal – Wiedersehen – Seufzer und Tränen –– so und dann wäre es gut.

Aber die Gräfin entwand sich ihm. Sie hob sich hoch, sah ihm voll ins Gesicht; dann sagte sie ruhig: »Vincenz wird uns das geben, was wir brauchen.« Er war sprachlos, starrte sie an, gurgelte halbe Worte: »Wa–? – Du bist ja wahn––« Aber sie hörte

ihn nicht mehr, schritt langsam dem Schlosse zu. Und so gewiß war sie ihrer Sache, so sicher in ihrem starken Glauben an die allmächtige Liebe des Grafen, die auch dieses Opfer, das größte, ihr bringen würde – so felsenfest in ihrem unerschütterlichen Vertrauen, daß sie sich umwandte auf der Freitreppe und lächelnd ihm zurief: »Warte nur auf mich!«
So königlich war ihre letzte Geste, daß Jan Olieslagers diese Frau beinahe wieder reizvoll fand. Er ging da im Mondschein auf und nieder, blickte auf das Schloß, ob er irgendein erleuchtetes Fenster sähe. Aber er sah keins. Er ging nahe heran, irgendwelche Stimmen zu hören, einen Schrei, ein hysterisches Schluchzen. Aber er hörte nichts. Keinen Augenblick dachte er daran, hineinzugehen, er hatte eine instinktive Abneigung vor allem, was unangenehm war. Er überlegte nur, wie er es anstellen könne, um doch diese Frau loszuwerden, wenn der Graf wahnsinnig genug sein sollte, sie ihm zu geben und auszustatten dazu. Wie er sie loswerden könne, ohne roh, ohne brutal zu werden. Ein paarmal lachte er auf, das Komische der ganzen Geschichte kam ihm wohl zum Bewußtsein. Aber es war nicht stark genug, um es wirklich zu genießen. Dann langweilte er sich; nachdem er alles erwogen hatte von allen Seiten und doch keine Lösung fand – verlor er allmählich das Interesse. Und endlich, nachdem er stundenlang herumgeirrt war in dem stillen Park, war es ihm, als ob ihn das alles gar nichts mehr anginge. Als ob es schon vor undenklicher Zeit passiert wäre, oder aber irgendeinem andern und nicht ihm. Er gähnte nun, dann ging er ins Schloß, durch lange Gänge und Treppen hinauf in seine Zimmer. Kleidete sich aus, pfiff leise einen Gassenhauer und legte sich zu Bett.
Früh weckte ihn der Kammerdiener, sagte, daß das Auto bereit sei, half ihm beim Packen. Jan Olieslagers fragte ihn nicht nach der Herrschaft, setzte sich aber hin, um dem Grafen zu schreiben. Drei Briefe hintereinander – aber er zerriß sie wieder. Und als der Wagen durch das Parktor prustete, hinaus in die Morgennebel, seufzte er ein erlöstes »Gott sei Dank!«

Er reiste nach Indien. Diesmal schrieb er keine Postkarten mehr. – Aber nach anderthalb Jahren traf ihn ein Brief, der ihm monatelang nachgereist war. Das Kuvert trug seine Pariser Adresse von des Grafen Hand, es enthielt die gedruckte Anzeige des Todes der Gräfin. Jan Olieslagers antwortete sogleich, schrieb einen schönen, klugen Brief, mit dem er sehr zufrieden war. Er vergab sich nichts darin und war doch offen und ohne Rückhalt, es war ein Brief, der schon den Eindruck machen mußte, für den er bestimmt war. Und er empfand eine Genugtuung, als er ihn in den Kasten gab, so, als habe er eine Tat getan. Aber er erhielt keine Antwort; ein Jahr später erst, als er nach Monaten wieder in Paris war, erreichte ihn ein zweiter Brief des Grafen.

Er war kurz, aber aufrichtig, herzlich fast, wie in alter Zeit. Der Graf bat ihn bei ihrer Jugendfreundschaft, so bald wie nur möglich zu ihm zu kommen nach Ronval. Es handelte sich um den letzten Willen der Gräfin.

Jan Olieslagers stutzte, was Angenehmes konnte diese Reise gewiß nicht bringen. Er empfand keine Spur von Neugierde für den Ausgang dieses Familiendramas, das ihn längst nicht mehr berührte. Es war wirklich ein Rest von Kinderfreundschaft, wenn er sich endlich doch entschloß.

Der Graf war nicht am Bahnhof. Aber der Diener, der ihn zum Schlosse fuhr, bat ihn, gleich in die Bibliothek zu kommen, der Graf erwarte ihn dort. Jan Olieslagers war nach diesem Empfang gewiß, daß ihm der neue Aufenthalt im Schlosse kaum Vergnügen bereiten würde. So ging er nicht gleich zum Grafen, begab sich in dem Gefühl, daß man alles Unangenehme immer noch früh genug erlebe, in seine Zimmer, die ihm der Kammerdiener anwies, badete sehr langsam, kleidete sich um, und ließ sich dann, da er Hunger spürte, auf seinem Zimmer servieren. Es war schon reichlich spät am Abend, als er sich seufzend entschloß, seinen alten Freund aufzusuchen.

Er fand ihn vor dem Kamine sitzend. Kein Buch, keine Zeitung lag in der Nähe, und doch mußte er schon stundenlang da gesessen haben; übervoll von Zigarettenresten stand vor ihm die Aschenschale.

»Ah, da bist du endlich«, sagte er leise, »ich warte schon lange auf dich. Willst du trinken?« Diese Begrüßung war dem Vlamen leidlich sympathisch, er stieß an mit dem Freunde. Drei, vier Gläser schweren Burgunder – dann fand er seine alte Sicherheit wieder. Er blies den Zigarettendampf ins Feuer, kam sich ganz behaglich vor in dem weiten Klubsessel. Und es klang beinahe wohlwollend, als er sagte:

»Nun erzähle!«

Aber er bedauerte gleich diesen großen Ton, wurde fast mitleidig, als er die verschüchterten Worte hörte: »Verzeih–– aber willst du mir nicht lieber erst erzählen?« Da war Jan Olieslagers drauf und dran, sentimental zu werden, sich zu entschuldigen – mea culpa.

Der Graf bewahrte ihn davor. Ehe der andere nur eine Silbe stottern konnte, begann er wieder: »– Nein, nein! Verzeih mir, ich will dich nicht quälen. Stanislawa sagte mir ja alles.«

Etwas unsicher wiederholte der Vlame: »Sie sagte dir alles?«

»Ja, freilich, als sie von dir aus dem Parke kam. Übrigens – hätte ich mir das alles selbst sagen müssen. Es wäre ja ein Wunder gewesen, wenn du sie nicht geliebt hättest.«

Der Freund rückte in seinem Sessel.

»Schweig nur. Und daß sie dich lieben mußte, war ebenso natürlich. Es war also meine Schuld; ich hätte dich damals nicht herbitten sollen. So habe ich euch beide unglücklich gemacht. – Und mich dazu. – Verzeih mir.«

Dem Vlamen wurde sehr unbehaglich. Er warf die eben angebrannte Zigarette ins Feuer und steckte eine neue an.

»Stanislawa sagte, daß ihr euch liebtet. Sie bat mich, euch die Mittel zu geben, die dir fehlten. War das nicht groß von ihr?«

Der andere verschluckte die Worte, die sich auf seinen Lippen bilden wollten. Kaum brachte er stotternd heraus: »Herrgott –«

»Aber ich konnte es nicht. Verstand auch wohl zuerst gar nicht, wie stark und groß ihr Wunsch war. Ich schlug es ihr ab und ließ dich ziehen. Wie unglücklich mußt du gewesen sein, mein armer Freund – kannst du mir vergeben? Ich weiß, wie man um sie leidet und ich weiß, wie man sie lieben mußte, diese Frau!«

Jan Olieslagers beugte sich vor, ergriff die Feuerzange und stieß in die Scheite. Seine Rolle in diesem Spiele war unerträglich, er wollte ein Ende machen. Brüsk sagte er:

»Zum Henker, ich weiß es auch.«

Aber der Graf fuhr fort, immer in dem stillen, leidenden Tone: »Das glaub ich dir, daß du es weißt. Aber ich konnte es nicht – konnte sie nicht lassen. Ich hatte nicht die Kraft dazu. Willst du mir verzeihen?«

Der andere sprang auf, fuhr ihm brutal ins Gesicht: »Wenn du jetzt nicht aufhörst mit deinen Albernheiten, geh ich sofort hinaus.«

Doch der Graf ergriff seine Hände: »Verzeihung, ich will dich

nicht weiter quälen. Ich wollte nur --«
Da sah Jan Olieslagers wohl, daß sein Freund besessen war, so gab er sich drein. Er erwiderte kräftig den Händedruck und seufzte: »In Gottes Namen denn, ich vergebe dir!«
Und jener: »Ich danke dir.« Dann schwiegen sie.
Nach einer Weile stand der Graf auf, nahm von einem Tische ein großes, gerahmtes Photo. Er reichte es seinem Freunde: »Hier, für dich.«
Es war ein Bild der Gräfin auf dem Totenbette. Aufgebahrt; zu beiden Seiten die herrlichen getriebenen Silberleuchter, ein Geschenk des dreizehnten Ludwig an irgendeinen Vorfahren. Ein schwarzer Perlenkranz hing über dem Bettpfosten, er warf einen leichten Schatten über das Gesicht der Toten. Vielleicht war es eben dieser Schatten, der den Eindruck hervorrief, als ob eine Lebende da liege. Freilich waren die Augen geschlossen, die Züge starr und der Ausdruck durchaus nicht der einer Schlummernden. Aber über den halboffenen Lippen spielte ein seltsames, höhnisches Lächeln –
Das Spitzenhemd war dicht am Hals geschlossen, die weiten Ärmel fielen bis über die Knöchel. Und die langen schmalen Hände, über der Brust gefaltet, umschlossen leicht mit fast durchsichtigen Fingern ein elfenbeinernes Kruzifix.
»Sie ist katholisch geworden?« fragte der Vlame.
»Ja, am letzten Tag hat sie sich bekehrt«, bestätigte der Graf. »Aber weißt du«, fuhr er leiser fort, »ich glaube, sie tat es nur, um meines Eides noch gewisser zu sein.«
»Welchen Eides?«
»Oh, schon am Tage vor ihrem Tode ließ sie mich schwören, daß ich ihren letzten Willen buchstäblich ausführen wolle. Es ist gar nichts Besonderes, es betrifft nur ihre Beisetzung in der Schloßkapelle; sie sagte mir das gleich, obwohl ich ihr Testament erst heute eröffnen soll.«
»Ist sie denn noch nicht beigesetzt?«
»O nein! Bist du nie im Parke in der Kapelle gewesen? Fast alle meine Vorfahren wurden zuerst begraben auf dem kleinen Friedhof, der sie umgibt. Erst nach Jahren hat man sie dann wieder ausgegraben und die Knochen aufbewahrt in großen Urnen aus gebrannter Erde. Es ist ein alter normannischer Brauch, den die Chronik auf Roger den Roten zurückleitet; ich denke, er wurde eingeführt, weil ja kaum einer dieser Abenteurer zu Hause starb. Da brachten die Kameraden wenigstens die

Knochen der Witwe. In unserem Beinhause ruht Philipp, der vor Jaffé fiel und Autodorn, den man den Provencalen nannte, weil seine Mutter eine Gräfin von Orange war. König Harold erschlug ihn bei Hastings. Auch der Bastard Richardet ruht da, den der calvinistische Heinrich hinrichten ließ, weil er um zwanzig Jahre zu früh den Dolchstoß versuchte, der später dem Ravaillac besser glückte. Vom Rad hat sein eigener Vater zur Nachtzeit den zerbrochenen Leichnam herabgeflochten, der ihm später zur Sühne die Grafschaften La-Motte und Croixau-Bailly eintrug, als der König in Paris einzog und katholisch wurde. Alle ruhen sie da, meine Ahnen, Männer und Frauen, und keines fehlt. – Ich hätte Stanislawa gewiß dort beigesetzt, auch ohne ihren Wunsch. Aber sie mißtraute mir – nachdem das passiert war – glaubte vielleicht, ich würde ihr diese Ehre verweigern. Deshalb ließ sie mich schwören.«
»Sie mißtraute dir?«
»Ja. So sehr, daß ihr mein Versprechen und mein Schwur in ihre Hand nicht sicher genug erschienen. Sie wälzte sich in ihren Kissen und seufzte und knirschte mit den Zähnen stundenlang. Dann plötzlich schickte sie mich fort, den Priester zu holen. Ich sandte nach ihm, sie konnte kaum erwarten, daß er kommen würde. Als er endlich kam, fragte sie, welcher Schwur für einen Christen der heiligste sei; er antwortete: »Der auf das Kruzifix.« Dann fragte sie ihn weiter, ob die Kirche von einem Schwur entbinden könne, den man einer Ungläubigen geleistet habe. Der alte Landpfarrer geriet in Verlegenheit, er stotterte, sagte, daß jeder Schwur heilig sei, daß aber die Kirche vielleicht, unter gewissen Umständen –– Da griff die Gräfin mit beiden Händen nach ihm, zog sich hoch und schrie: »Ich will Christin werden!« Der Pfarrer zauderte, gab nicht gleich eine Antwort. Aber die Gräfin zerrte ihn, schüttelte ihn beinahe und schrie wieder: »Hören Sie nicht? Ich will Christin werden!«
Der Graf hatte keinen Augenblick die Stimme gehoben, aber er würgte und ein kleiner Schweiß stand ihm auf der Stirne.
Er nahm das Glas, das ihm der Freund reichte und leerte es. Dann fuhr er fort:
»Der Pfarrer unterwies sie, gütig, still, in wenigen Worten. Er sprach ihr leise von unserem Glauben, ohne die Todkranke zuviel zu quälen. Dann taufte er sie und gab ihr zugleich die Letzte Ölung. Als die heiligen Handlungen zu Ende waren, nahm sie noch einmal des Pfarrers Hände. Ihre Stimme klang so sanft,

so glücklich, wie die eines Engels, als sie ihm nun sagte: »Ich bitte Euch, schenkt mir das Kruzifix.« Der Pfarrer gab es ihr, sie faßte es fest mit beiden Händen. »Pfarrer«, sagte sie, »was mir nun ein Christ auf dieses Kruzifix schwört, das muß er halten?« – »Ja!« – »Unverbrüchlich?« – »Unverbrüchlich!« – Sie ließ sich schwer zurückfallen in die Kissen. »Ich danke Euch, Pfarrer. – Geld habe ich nicht, aber ich gebe Euch all meinen Schmuck. Verkauft ihn für Eure Armen.«
An diesem Abend sprach sie kein Wort mehr. Aber am Morgen winkte sie mich an ihr Bett. Sie sagte mir wieder, daß ihr letzter Wille verschlossen liege in ihrer Schreibmappe. Ich solle ihn eröffnen, nach drei Jahren erst, und in deiner Gegenwart.«
»In meiner Gegenwart?«
»Ja. Sie ließ mich knien und verlangte, ich solle ihr noch einmal schwören, ihren Willen getreulich zu erfüllen. Ich versicherte ihr, daß ich meinen Schwur von gestern gewiß halten werde, aber sie gab nicht nach. Sie ließ mich die rechte Hand hochheben und die linke auf das Kruzifix legen, das sie festhielt; langsam sprach sie mir die Worte vor, die ich nachsprach. So habe ich zweimal geschworen.«
»Dann starb sie?«
»Ja, nach wenigen Stunden. Der Priester kam noch einmal und sprach ihr zu. Aber ich weiß nicht, ob sie hinhörte. Nur einmal, als er sagte, daß es ein Auferstehen gäbe auch nach der Todestrennung und daß sie mich wohl wiedersehen werde, wandte sie sich halb um. »Ja, Pfarrer, das dürfen Sie glauben: *mich wird er gewiß wiedersehen.*« Das waren ihre letzten Worte. Sie lächelte leise dabei; und dieses Lächeln behielt sie, als sie einschlief.«
Der Graf erhob sich und ging zur Türe: »Nun will ich ihr Testament holen.«
Jan Olieslagers sah ihm nach. »Armer Kerl«, murmelte er, »da wird eine schöne Teufelei drin stehn.« Er nahm die Karaffe und goß die Gläser hoch voll.
Der Graf brachte eine lederne Schreibmappe und schloß sie auf. Er nahm ein kleines Kuvert und reichte es dem Freunde.
»Ich?« fragte dieser.
»Ja. Die Gräfin wollte, daß du es öffnen solltest.«
Einen Augenblick zögerte der Vlame, dann zerbrach er die Siegel. Er riß das Kuvert auf und las laut die steilen Züge auf dem violetten Bogen:

Der letzte Wille
der Stanislawa d'Asp

Ich will, daß man das, was noch von mir übrig ist, drei Jahre nach meinem Begräbnis aus dem Sarge herausnimmt und beisetzt in einer Urne der Schloßkapelle. Dabei soll keinerlei Feier stattfinden, auch soll außer den Gärtnern niemand zugegen sein als der Graf Vincenz d'Ault-Onival und sein Freund Herr Jan Olieslagers. Doch soll es ein Nachmittag sein, an dem die Sonne scheint; und ehe sie untergeht, sollen meine Reste in der Urne der Kapelle ruhn: *ein Andenken an des Grafen große Liebe zu mir.*

Schloß Ronval, 25. VI. 04.

Stanislawa, Gräfin d'Ault-Onival.

Der Vlame reichte das Blatt dem Grafen: »Hier – das ist alles.«

»Ich wußte es ja; genauso sagte sie es mir. Glaubtest du, es würde noch etwas anderes enthalten?«

Jan Olieslagers ging mit langen Schritten durch den weiten Raum. »Offen gestanden – ja! – Sagtest du nicht, daß diese Art von Beisetzung eine uralte Gewohnheit Eurer Familie sei?«

»Ja.«

»Und daß du unter allen Umständen Stanislawa diese Ehre erwiesen hättest?«

»Ganz gewiß!«

»Wozu denn in aller Welt läßt sie dich etwas, was so selbstverständlich ist, zweimal schwören und in so feierlicher Form?«

Der Graf nahm das Bild und blickte lange darauf. »Meine Schuld«, sagte er, »meine große Schuld. – Komm, setze dich, ich will es dir erklären. – Sieh, die Gräfin glaubte an meine Liebe zu ihr. Wie dann diese Liebe das erste Mal versagte, als sie ein Großes von mir verlangte, war es, als ob sie in einen Abgrund fiele. Als ich ihr abschlug, um was sie mich bat in jener Nacht, wollte sie gar nicht glauben, was ich sagte, meinte, ich scherze nur. So sehr war sie überzeugt, daß meine Liebe tun müsse, was sie verlange. Und als sie dann sah, wie schwach ich war, und wie ich nicht lassen konnte von ihr; als sie dies einzige verlor, an das sie glaubte, da ging eine seltsame Veränderung mit ihr vor. Es schien, als habe ich ihrem Leben den Inhalt genommen; sie schwand dahin, langsam, wie ein Schatten, wenn die Sonne sinkt.

So wenigstens glaubte ich das alles zu verstehen.

Monatelang verließ sie ihr Zimmer nicht. Sie saß auf ihrem Balkon, schweigend, träumend, blickte hinaus in die hohen Bäume. In dieser Zeit sprach sie kaum mit mir, sie klagte nicht; es war, als ob sie alle Tage grübele über irgendeinem Geheimnis. Einmal traf ich sie dann hier in der Bibliothek, sie lag auf dem Boden und suchte eifrig in allen möglichen Büchern. Aber ich weiß nicht, was sie las; sie bat mich hinauszugehen. Dann schrieb sie viel, jeden Tag ein paar Briefe; und bald kamen Pakete von allen Seiten. Die ersten enthielten nur Bücher, ich weiß nicht welcher Art; sie verschloß sie und hat sie verbrannt noch vor ihrem Tode. Aber ich weiß, daß sie alle von Toxikologie handelten. Sie studierte eifrig darin; durch ganze Nächte lief ich im Parke umher und sah den matten Schimmer ihrer erleuchteten Fenster. Dann schrieb sie wieder, und diesmal kamen kleine seltsame Kisten an, meist eingeschrieben als Warenproben gesandt. Sie trugen die Namen der Absender: es waren Merck in Darmstadt und Heusser in Zürich und andere bekannte Giftfirmen. Mich faßte eine große Angst, ich fürchtete, daß sie sich vergiften wolle. Endlich faßte ich mir ein Herz und fragte sie. Da lachte sie: »Sterben? Nein, das ist nicht zum Sterben! Es ist nur – um mich besser zu erhalten!« – Ich fühlte wohl, daß sie die Wahrheit sprach, und doch beruhigte mich ihre Antwort nicht. Zweimal kamen Postpakete, die in der Stadt beim Zoll abgeholt werden mußten; ich bat, ob ich sie selbst holen dürfe. Ich glaubte, sie würde es abschlagen, aber sie antwortete leichthin: »Warum denn nicht? Hol sie nur!« – Das eine Paket, dem ein außerordentlich scharfer, aber nicht unangenehmer Duft entströmte, enthielt einen Extrakt aus bitteren Mandeln, das andere, das aus Prag kam, eine glänzende Pasta, die sich »Porzellanschminke« nannte. Ich weiß, daß die Gräfin diese Glasur benutzte; monatelang hat sie täglich Stunden damit zugebracht, sie aufzulegen. Und es ist gewiß dieser seltsamen Schminke zu danken, daß ihr Gesicht, obwohl die Schwindsucht in erschreckendem Maße zunahm, doch seine alte Schönheit behielt. Starr wurden die Züge, wie die einer Maske, unbeweglich und ewig gleich; aber sie blieb gleich schön und rein bis auf dem Totenbette. Selbst der Tod vermochte sie nicht zu ändern.«

Er reichte dem Freunde wieder das Bild hinüber.

»Das alles, scheint mir, ist ein Beweis, wie sehr sie gebrochen hatte mit diesem Leben. Nichts beschäftigte sie mehr, und auch von dir, verzeih mir, sprach sie nie mit einem Wort. Nur ihr eigener, schöner Leib, von dem sie doch wußte, daß er nun zerfallen mußte in kurzer Frist, schien ihr noch wert eines Interesses. Auch mich beachtete sie kaum mehr, seit ihr Glaube an meine Liebe erloschen war; ja es schien mir manchmal, als ob in ihrem Blicke ein seltsamer, wilder Haß aufleuchte, viel schlimmer, viel schrecklicher als der, mit dem sie mich früher verfolgte. – Ist es da ein Wunder, daß sie mir mißtraute? Wer den Glauben an nur einen Heiligen verliert, der wird bald den Gekreuzigten verleugnen und die allerheiligste Jungfrau! – Deshalb, glaube ich, ließ sie mich diese seltsamen Eide schwören!«

Aber Jan Olieslagers war nicht befriedigt. »Das mag alles sein«, sagte er, »es erklärt zur Not deine Liebe. Aber nicht im geringsten erklärt es den seltsamen Wunsch, beigesetzt zu werden in deiner Schloßkapelle.«

»Sie war eine Gräfin d'Ault-Onival –«

»Ach, geh doch, sie war Lea Lewi, die sich Stanislawa d'Asp nannte! Und die sollte plötzlich eine solche Sehnsucht gehabt haben nach den Urnen deiner feudalen Ahnherren?«

»Aber du siehst doch, daß es so war und nicht anders!«

Der Vlame nahm wieder das Testament und betrachtete es von allen Seiten. Er las es noch einmal und wieder, aber er vermochte nicht das geringste Absonderliche darin zu finden. »Nun gut«, sagte er, »ich verstehe es nicht.«

Jan Olieslagers mußte vier Tage warten im Schlosse von Ronval. Jeden Tag quälte er, man solle die Beisetzung vornehmen. »Aber es geht nicht«, sagte der Graf, »du siehst doch, wie bedeckt der Himmel ist.« – Jeder Buchstabe dieses Testamentes war ihm ein strenges Gesetz.

Endlich, am Nachmittag des fünften Tages schwanden die Wolken. Der Vlame drängte und der Graf gab seine Anweisungen. Niemand von der Dienerschaft durfte das Schloß verlassen, nur der alte Gärtner und die beiden Gehilfen mußten Schaufel und Spaten nehmen. Sie gingen durch den Park, rings um den stillen Weiher. Die Sonne strahlte von den schwarzen Schiefern der Kapelle, spielte auf den weißen nickenden Birken und warf die flirrenden Schatten ihrer Zweige auf die glatten Wege. Sie traten durch die offene Türe, der Graf nahm einen Tropfen aus dem Weihwasserbecken und bekreuzigte sich. Die

Leute hoben eine schwere Steinplatte, dann stieg man hinab in die Gruft. Da standen in Reih und Glied zu beiden Seiten die großen roten Urnen mit dem Wappen der Grafen d'Ault-Onival. Hohe Kronen schlossen sie und alle trugen um den Hals an silbernen Ketten eine schwere Kupferplatte mit dem Namen und den Daten der Toten.

Hinten standen einige leere Urnen. Schweigend deutete der Graf auf eine, die Leute nahmen sie und trugen sie aus der Gruft heraus.

Sie gingen hinaus aus der Kapelle, schritten zwischen den Gräbern unter den Birken. Ein Dutzend mächtiger Steinplatten lag da, sie trugen die Namen getreuer Diener des gräflichen Geschlechts, dessen Ruhe sie noch im Tode von allen Seiten bewachten. Aber das Grab der Gräfin trug keinen Stein; hier blühten in üppiger Pracht viele hundert tiefrote Rosen.

Vorsichtig gingen die Gärtner ans Werk. Mit tiefen Stichen lösten sie ganze Stücke der Oberfläche, hoben sie sorgsam heraus mit all den wurzelnden Rosen und stellten sie zur Seite, neben die Urne hin. Dem Vlamen kam es vor, als ob sie vom Grabe die lebende Haut ablösten, wie ein Blutstropfen fiel hier und da eine Rose abgerissen zur Erde.

Nun lag die schwarze Erde da und die Leute gruben. Jan Olieslagers nahm des Grafen Arm: »Komm, wir gehen auf und ab derweilen.« Aber der Graf schüttelte den Kopf, nicht einen Augenblick wollte er das Grab verlassen. Da ging der andere allein.

Er wandelte langsam um den Weiher, von Zeit zu Zeit trat er zurück unter die Birken. Es schien ihm, als ob die Gärtner ungeheuer langsam arbeiteten, die Minuten krochen dahin. Er ging in den Obstgarten, pflückte Johannisbeeren und Stachelbeeren; suchte auf den Beeten nach einer verspäteten Erdbeere.

Als er wiederkam, sah er zwei der Leute bis zu den Schultern im Grabe stehen; nun ging es schneller. Er sah zwischen ihnen den Sarg liegen, sie nahmen mit den Händen die letzten Reste feuchter Erde davon. Es war ein schwarzer Sarg mit starkem Silberbeschlag, aber das Silber war längst schwarz geworden und das Holz morsch und klebrig, stark angegriffen von der warmen Feuchtigkeit des Bodens. Der Graf nahm aus der Tasche ein großes weißes Seidentuch, gab es dem alten Gärtner; da hinein sollte er die Knochen sammeln.

Die beiden anderen da unten drehten an den Schrauben; es gab einen häßlichen kreischenden Ton, wenn das Werkzeug ausglitt. Aber die meisten saßen lose genug in dem verfaulten Holze, mit den Fingern konnte man sie herausheben. Dann hoben sie ein wenig den Deckel, schoben leicht die Stricke darunter und knoteten sie fest. Einer sprang aus der Grube und half dem Alten den Deckel heraufziehen.
Auf einen Wink des Grafen nahm der andere das weiße Leintuch ab, das die Leiche bedeckte, und noch ein zweites kleineres Tuch, das nur den Kopf verhüllte.
Da lag Stanislawa d'Asp – *und sie lag so da, wie sie auf ihrem Totenbette lag.*
Das lange Spitzenhemd, das den ganzen Körper umhüllte, schien feucht und zeigte schwarze und rostrote Flecken. Aber wie aus Wachs geformt ruhten die feinen Hände auf der Brust, hielten eng das elfenbeinerne Kruzifix. Und so wenig wie dieses selbst, war auch das Gesicht verändert. Nicht wie eine Lebende lag sie da, wie eine Schlummernde – und doch gab auch nichts den Ausdruck des Todes. Sie schien eine Wachspuppe, von Künstlerhand geformt. Diese Lippen atmeten nicht, aber sie lächelten. Und sie zeigten eine leichte rote Farbe, wie die Wangen, wie die Ohrläppchen, von denen zwei große Perlen tropften.
Aber die Perlen waren gestorben.
Der Graf hielt sich an dem Birkenstamm, dann setzte er sich schwer auf den hohen Haufen aufgeworfener Erde. Aber Jan Olieslagers war mit einem Sprung in dem Grabe. Er beugte sich tief nieder und knipste leicht mit dem Nagel auf der Toten Wange. Es gab einen ganz feinen leisen Ton, als ob er altes Sèvres berühre.
»Komm herauf«, sagte der Graf, »was machst du da?«
»Ich habe festgestellt, daß die Prager Porzellanglasur deiner Gräfin eine ausgezeichnete Sache ist; man soll sie jeder Kokette empfehlen, die noch mit achtzig Jahren eine Ninon vorstellen will!« Seine Stimme klang roh, fast gehässig.
Der Graf sprang auf, trat dicht an den Rand der Grube.
»Ich verbiete dir, so zu sprechen! – Bei allen Heiligen, siehst du denn nicht, daß diese Frau das tat für mich? – Und für dich auch – für uns beide! – Wir sollten sie wiedersehen, schön wie sie war – noch im Tode!«
Der Vlame biß die Zähne aufeinander. Er zauderte, aber er ver-

schluckte seine Worte.
Dann sagte er trocken: »Es ist gut; wir haben sie gesehen. – Legt nun den Deckel wieder auf, Leute, und werft die Grube zu.«
Aber der Graf fiel ihm ins Wort: »Bist du närrisch? Vergißt du, daß wir sie beisetzen müssen?«
»Diese Frau verdient nicht in der Kapelle der Grafen d'Ault-Onival zu ruhen.« Er sprach ruhig, aber herausfordernd, jedes Wort betonend. Der Graf war außer sich:
»Das, das sagst *du* – an dem Grabe dieser Frau? Dieser Frau, deren Liebe hinausging über das Grab ––«
»Ihre Liebe? – Ihr Haß!«
»Ihre Liebe, sage ich! Sie war eine Heilige –«
Da schrie der Vlame mit lauter Stimme dem Grafen ins Gesicht:
»Sie war die infamste Dirne in ganz Frankreich!«
Der Graf kreischte, er ergriff einen Spaten und schwang ihn in der Luft. Aber ehe er sich auf den Freund stürzen konnte, faßten ihn die Gärtner.
»Laßt los!« brüllte er. »Laßt los!«
Der Vlame verlor seine Fassung nicht.
»Warte nur einen Augenblick«, sagte er, »dann magst du mich totschlagen, wenn du willst.«
Er beugte sich nieder, öffnete den Knopf am Halse und riß weit das Hemd von dem Leibe der Toten. »Da, Vincenz, schau her!«
Verzückt schaute der Graf hinunter. Nackt lagen die schlanken Arme vor ihm, bog sich dieser unendlich feine Nacken, ruhte da die weiße kleine Kinderbrust. Und die Lippen lächelten, lächelten immer, schienen ihn einzuladen zu Hochzeitslust ––
Er kniete nieder am Rande des Grabes, faltete die Hände und schloß die Augen. »Heiliger Gott im Himmel, ich danke dir, daß du mich noch einmal dieses Bild schauen ließest.«
Jan Olieslagers warf das Tuch wieder über die Leiche. Er stieg aus dem Grabe und legte seine Hände auf des Freundes Schultern. »Komm Vincenz, nun wollen wir ins Schloß gehen.«
Der Graf schüttelte den Kopf. »Geh du, wenn du willst. – Ich muß sie beisetzen.«
Da drückte der Vlame mit aller Kraft seinen Arm. »So erwache doch endlich, Vincenz! Begreifst du denn noch immer nicht? – *Wie willst du das denn machen* –– sie beisetzen?«

Der Graf starrte ihn verständnislos an, da fuhr der andere fort: »Da steht deine Urne – und ihr Hals ist ziemlich schmal. Und da liegt die Gräfin ––«
Der Graf erblaßte. »Ich muß sie beisetzen«, murmelte er tonlos.
»Aber du kannst sie nicht beisetzen.«
»Ich habe es geschworen.« Ganz dumpf klangen die Worte: »Ich habe es geschworen. Ich muß das, ›was von ihr übrig ist, heute vor Sonnenuntergang in der Urne in die Kapelle bringen‹. So steht es in ihrem Testament. Ich habe es auf das Kruzifix geschworen.«
»Aber du kannst es nicht, zum Teufel, du kannst es nicht.«
»Ich muß es tun, ich habe zwei heilige Eide geleistet.«
Da platzte der Vlame heraus: »Und wenn du hunderttausend Eide geschworen hättest, du kannst es nicht tun. Wenn man ihren Leib nicht zerschneiden will in kleine Fetzen ––«
Der Graf schrie, seine Finger krampften sich um den Arm des Freundes: »Was – sagst du da?« Begütigend, wie um abzuwehren, daß der Gedanke seinem Hirne entsprungen, antwortete der andere: »Nun ja, anders ist es doch nicht möglich. – Und das war ja ihre Absicht –– das wollte sie doch mit ihrem – letzten Willen.« Er legte den Arm um des Freundes Schultern. »Ich bitte dich, Vincenz, komm nun.« Wie ein Trunkener ließ sich der Graf führen, aber nur ein paar Schritte weit.
Dann blieb er stehen, machte sich los. Kaum lösten sich die Zähne, so leise sprach er. »Es war ihre Absicht – und man muß sie ausführen; ich habe es geschworen.« Und der Vlame fühlte wohl, daß er nun schweigen müsse, daß jedes Wort hier nutzlos sei.
Der Graf wandte sich, sein Blick fiel auf die rote Sonne, die tief im Westen lag. »Vor Sonnenuntergang«, rief er, »vor Sonnenuntergang! Es drängt.« Er ging auf den Gärtner zu. »Hast du ein Messer?« Der Alte nahm ein langes Messer aus der Tasche.
»Scharf?«
»Ja, Herr Graf.«
»So geh und zerschneide sie.«
Der Alte sah ihn entsetzt an. Er zauderte, dann aber sagte er: »Nein, Herr Graf, ich kann es nicht.«
Der Graf wandte sich an die beiden Burschen. »So tut ihr es.« Aber sie blieben stehen, senkten die Augen und rührten sich nicht.

»Ich befehle euch es zu tun, hört ihr nicht?« Sie schwiegen. »Ich jage euch heute noch aus dem Dienste, wenn ihr nicht gehorcht.«
Da sagte der Alte: »Herr, verzeiht, ich kann es nicht. Vierundfünfzig Jahre bin ich im Schlosse und –«
Der Graf schnitt ihm das Wort ab: »Ich gebe tausend Franken dem, der es tut.«
Sie rührten sich nicht.
»Zehntausend Franken.«
Keine Antwort.
»Zwanzigtausend.«
Der jüngste der Burschen, der noch im Grabe stand, blickte zum Grafen auf.
»Wollt Ihr auch alle Verantwortung übernehmen, Herr?«
»Ja!«
»Beim Richter?«
»Ja!«
»Und beim Pfarrer?«
»Ja, ja!«
»Gib mir das Messer, Alter, und reich mir die Axt her! Ich tu's.«
Er nahm das Messer und riß das Tuch fort. Er beugte sich nieder und hob den Arm. Dann aber sprang er auf, warf das Messer in den Sand. »Nein, nein!« schrie er. »*Sie lacht mich aus.*« Mit einem Sprung war er hinaus aus der Grube und lief, lief mit langen Schritten in die Büsche.
Der Graf wandte sich an seinen Freund: »Glaubst du, daß du sie mehr liebtest als ich?«
»Nein, ganz gewiß nicht.«
»Dann wirst du es leichter können als ich.«
Aber der Vlame zuckte die Achseln. »Ich bin kein Metzger. –– Und außerdem –– war das wohl auch nicht ihre Absicht.«
Von des Grafen Mundwinkel tropfte der Speichel. Und doch waren seine Lippen trocken, fahl, bleicher als das Leintuch. Es klang wie die letzte Frage eines Verurteilten, bittend, flehentlich: »Ihre Absicht war – daß ich – ich selbst–––?«
Es kam keine Antwort. Er sah nach Westen. Immer tiefer sank die blutrote Sonne. »Ich muß, ich muß, ich habe es geschworen.«
Dann sprang er in die Grube. Seine Hände krampften sich: »Heilige Mutter Gottes gib mir die Kraft.« Er hob die Axt und

schwang sie hoch über dem Kopf, er schloß die Augen und ließ sie schwer niedersausen mit aller Wucht.
Der Streich war gefehlt. Die Schneide schlug in das morsche Holz, zersplitterte, spaltete es zum Grunde.
Und die Gräfin lächelte.
Der alte Gärtner wandte sich; zögernd erst, dann immer schneller lief er davon. Der andere Bursche folgte ihm auf dem Fuße. Jan Olieslagers sah ihnen nach, dann ging auch er, langsam, Schritt für Schritt, dem Schlosse zu. Graf Vincenz d'Ault-Onival war allein. Er zögerte, wollte schreien, rufen nach den anderen. Aber irgend etwas verschloß ihm die Lippen.
Und die Sonne sank und sank – sie rief ihm zu – er hörte sie rufen.
Und die Gräfin zu seinen Füßen lächelte.
Aber es war dieses Lächeln, das ihm die Kraft gab. Er kniete nieder und nahm das Messer von der Erde. Seine Hand zitterte, aber er stieß zu, stieß zu, in den Hals, den er so liebte, über alles liebte in dieser Welt.
Da war es, als ob eine Befreiung über ihn käme und ein großes Lachen. Er lachte so laut, so kreischend hinein in den stillen Abend, daß die Zweige der Birken zitterten, sich hin und her wanden in tödlicher Angst. Es war, als ob sie seufzten und schluchzten, sich wegsehnten von diesem gräßlichen Orte. Und sie konnten doch nicht, mußten bleiben, mußten sehen und hören, festgehalten von mächtigen Wurzeln – Jan Olieslagers blieb stehen, dort am Weiher. Er hörte dieses Lachen und Lachen, das kein Ende nahm, hörte die Axt fallen und spalten und das Messer knirschen. Er wollte weiter, aber es hielt ihn fest, unwiderstehlich fest, als ob er angewurzelt sei, wie die Birken. Sein Gehör schärfte sich ins Unglaubliche und durch das laute Lachen hindurch glaubte er zu hören, wie die Knochen krachten, wie die Sehnen sprangen und die Muskeln rissen –
Aber dazwischen – ein anderer Ton. Leicht, silberhell, wie von Frauenlippen. Was war es nur?
Jetzt wieder – und jetzt –– das war schlimmer als die Schläge der Axt, schlimmer als das wahnsinnige Gelächter des Grafen.
Es kam wieder und wieder – öfter und deutlicher –– was war es nur?
Und dann, plötzlich, wußte er es: ––*die Gräfin lachte.*

Er schrie auf, sprang in die Büsche. Er steckte die Finger in die Ohren, öffnete den Mund und lachte halblaut, um jedes andere Geräusch zu ersticken. So hockte er da, wie ein angeschossenes Wild, wagte es nicht, diese tierischen Töne zu lassen, wagte nicht die Hände vom Kopfe zu nehmen. Riß die Augen weit auf, starrte hinaus auf den Weg, auf die Treppe, auf die offene Tür der Kapelle ––

Regungslos, unbeweglich.

Er wartete, atemlos; aber er wußte wohl, diese Angst mußte einmal ein Ende nehmen. Wenn sich hinten die letzten Schatten im Dunkel der Ulmen verloren – wenn die Sonne, endlich, gesunken war ––

Länger und immer länger wurden die Schatten, er sah sie wachsen. Und mit ihnen wuchs sein Mut. Dann wagte er es: er schloß die Lippen. Nichts hörte er. Er ließ die Arme sinken. Nichts.

Still, alles ganz still. Aber noch blieb er stehen, wartete in den bergenden Zweigen. Da hörte er Schritte. Nah und näher – dicht zur Seite.

Und er sah, in dem letzten tiefleuchtenden Rot der sinkenden Sonne den Grafen Vincenz d'Ault-Onival gehen. Er lachte nicht mehr, aber auf seinem starren Gesicht lag ein einziges, über die Maßen zufriedenes Grinsen. So, als habe er eben einen wundervollen, ungeheuren Witz gemacht.

Mit starken festen Schritten schritt er über den Weg, in den hocherhobenen Armen die schwere, rote Urne. Trug in die Gruft seiner Väter die Reste seiner großen Liebe.

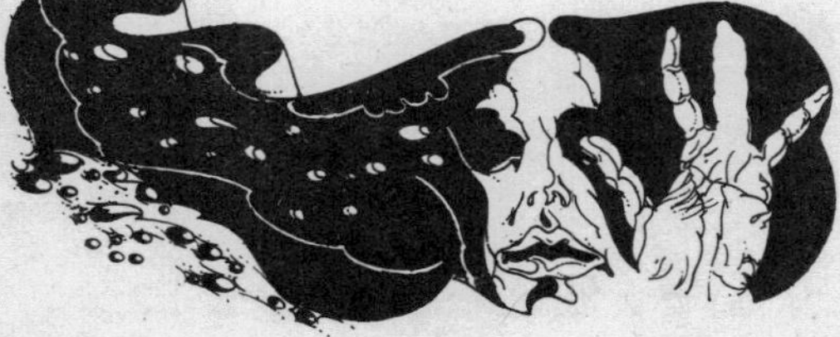